AF610301

BORDEAUX.

HENRY FAYE, imprimeur de la Société de Médecine, rue Sainte-Catherine, 139.

CHOIX D'OBSERVATIONS

sur le

CORYZA CHRONIQUE, LA PUNAISIE,

sur

quelques maladies des voies urinaires

CHEZ L'HOMME,

ET SUR LA LITHOTRITIE;

PAR J.-J. CAZENAVE,

Médecin à Bordeaux, membre correspondant de l'Académie royale de médecine de Paris, des sociétés *Huntérienne* de Londres, Médico-Chirurgicales de Bologne et de Berlin, des Sciences médicales et naturelles de Bruxelles, de Bruges; des Sociétés de médecine de Hanovre, de la Nouvelle-Orléans, de Lyon, de Toulouse, de Marseille, et de la Société des Médecins du grand duché de Baden.

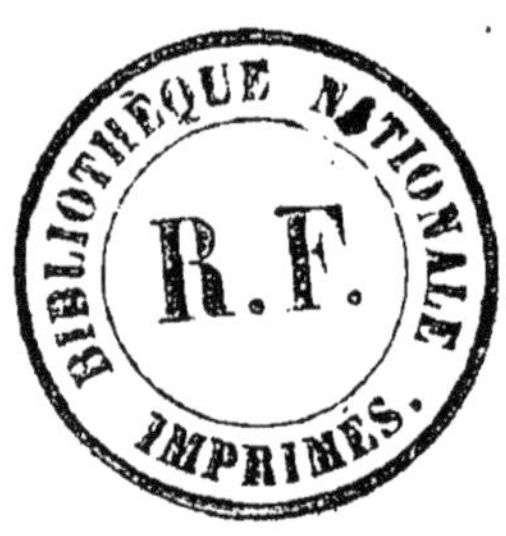

A PARIS,

CHEZ J.-B. BAILLIÈRE, LIBRAIRE DE L'ACADÉMIE ROYALE DE MÉDECINE,

rue de l'École de Médecine, 17.

A BORDEAUX,

CHEZ L'AUTEUR, FOSSÉS DE L'INTENDANCE, 45.

—

1848

PRÉFACE.

Dans ce travail, essentiellement pratique, il s'agit de trois choses : de maladies du nez et des fosses nasales d'abord (*coryza chronique et punaisie*), de maladies des voies urinaires ensuite, puis d'un fait exceptionnel de lithotritie observé sur un médecin âgé de soixante-quinze ans.

En 1835, je publiai une Monographie sur le coryza chronique et l'ozène non vénérien, qui eut un succès complet et me valut l'honneur d'être nommé membre correspondant de l'Académie royale de médecine de Paris. La presse médicale tout entière fit l'éloge de ce travail, et tous les ouvrages publiés depuis cette époque l'ont signalé à l'attention des praticiens. Deux médecins surtout, deux hommes éminents dans la science, ont très-soigneusement analysé mon œuvre [1].

[1] Voici ce qu'en a dit M. Trousseau, professeur de thérapeutique et de matière médicale à la Faculté de médecine de Paris, dans le beau travail qu'il a publié (*Journal des connaissances médico-chirurgicales*, tome II, page 293; tome III, pages 137 et suivantes) sur le traitement de la punaisie et du coryza chronique :

« .... Dans la troisième partie de ce travail, dit-il, je ferai connaître à nos lecteurs le très-remarquable mémoire de M. le docteur Cazenave, de Bordeaux, sur le coryza chronique et l'ozène non vénérien. »

«................................. L'ulcération de la membrane pituitaire a été regardée généralement comme la cause la plus ordinaire de l'ozène, et les travaux de M. Cazenave ont démontré que, dans presque tous les cas de punaisie, le médecin pouvait, avec une exploration attentive et à l'aide d'instruments particuliers, constater l'existence, le siége, et l'étendue de l'ulcère.

»............................ .... Dans la première partie de ce travail (*le sien, celui de M. Trousseau)*, j'ai fait connaître mes idées sur la nature de la punaisie ; j'ai ensuite indiqué un mode de traitement nouveau, et souvent efficace ; enfin, j'ai promis que, dans un article subséquent, j'analyserais avec soin la monographie de M. le docteur Cazenave, de Bordeaux, *sur le coryza chronique et l'ozène non vénérien.* C'est cette analyse que je fais aujourd'hui, non pas sèche et aride, mais exacte et détaillée, de manière à donner une idée complète d'une méthode thérapeutique qui, je le confesse, a devancé la mienne, et qui devra toujours être employée, lorsque celle que j'ai conseillée n'aura pas été suivie d'un entier succès.

»............................... Après quelques considérations sur la membrane pituitaire, l'auteur indique avec exactitude les signes du coryza chronique, et insiste avec un soin tout particulier sur l'exploration des fosses nasales.

»............................... Dans le deuxième chapitre, l'auteur indique d'abord les traitements divers employés avant lui pour combattre le coryza chronique et l'ozène. Ces traitements sont assez connus et assez inefficaces, pour que nous ne croyions pas devoir nous y arrêter ;

De nombreux malades s'étant confiés à mes soins depuis la publication de mon Mémoire, et

mais celui que propose M. Cazenave est fondé sur des analogies si bien décrites, que nous laisserons encore ici parler l'auteur...................

»............................. Tout est parfaitement analogique dans la thérapeutique de M. Cazenave, tout est simple dans la méthode de traitement, et toutes les fois qu'un praticien, laissant de côté les médications mensongères de la théorie et du rationalisme, ne suit dans ses recherches thérapeutiques d'autres voies que l'empirisme et l'analogie, il est sûr d'arriver à des résultats d'autant plus heureux, que trop peu de médecins conçoivent la médecine de cette manière.

»............................. Toutefois, quelque rigoureusement qu'ait été suivie cette voie analogique, il faudrait bien reconnaître que nous nous sommes égarés si nous n'arrivions pas à un résultat heureux. Il restait donc à M. Cazenave à nous prouver que sa médication était bonne, et il l'a fait en rapportant trente-une observations, dont nous rapporterons ici les plus intéressantes.

»............................. J'ai choisi les plus saillants des faits rapportés par M. Cazenave, et j'ai voulu ne les modifier en rien, parce qu'ils sont racontés avec un luxe de petits détails où l'on reconnaît le praticien, et sans lesquels il n'y a pas de praticien. »

De son côté, M. Valleix, dans son excellent *Guide du médecin praticien*, tome 1er, pages 123, 139, 153 et 191, s'exprime dans les termes suivants sur ma monographie :

«............................. Avant M. Trousseau, M. le docteur Cazenave, de Bordeaux, s'était occupé particulièrement du coryza chronique et de l'ozène.

»............................. Comment les ulcères ont-ils été examinés? a-t-on suivi avec soin leurs progrès? dans les cas où leur présence a été bien constatée, n'est-il survenu aucun autre phénomène que ceux qui viennent d'être décrits, et la fétidité surtout n'a-t-elle eu lieu à aucune époque de la maladie? Aujourd'hui que M. J.-J. Cazenave a établi les principes d'une bonne exploration des fosses nasales, on pourra, par de nouvelles observations, résoudre ces questions douteuses.

»............................. Mais comme, de tous les caractères distinctifs, celui qui est fourni par l'inspection est sans contredit le plus des médecins de diverses contrées de la France ayant bien voulu correspondre avec moi pour traiter leurs clients, il en est résulté que j'ai pu faire des expériences fructueuses, que je suis parvenu à modifier et à simplifier mon premier mode de traitement, et à rendre ainsi des services signalés aux punais, à ces parias de la société, à ces malheureux qui deviennent un objet dégoûtant pour tout ce qui les environne, et que les lois repoussent du lit conjugal et des rangs de l'armée! Qu'on n'aille pas croire toutefois que je prétends à l'infaillibilité, que je guéris toujours et quand même. Mon Dieu, non. Il est des punaisies, en fort petit nombre il est vrai, pour lesquelles mon traitement et ses variantes sont demeurés impuissants.

Quant aux maladies des voies urinaires, qui font le sujet de la seconde partie de ce travail,

important et le seul infaillible, il importe d'indiquer comment on doit procéder à l'examen des fosses nasales. C'est à M. J.-J. Cazenave que j'emprunte les détails qui vont suivre, parce que c'est lui qui a donné les meilleurs préceptes pour l'exploration des parties affectées.

»............................ Pour le coryza ulcéreux en particulier, je dirai que, sauf la cautérisation par le nitrate d'argent, employée par M. Cazenave, et le traitement antisyphilitique dans quelque cas, nous n'avons que les données les plus incertaines sur l'utilité de la thérapeutique si variée de cette affection, toujours très-désagréable, et parfois dangereuse. »

fort peu de médecins s'occupent sérieusement de cette branche de notre art, la plus difficile et la plus compromettante de toutes, assurément. Cela est si vrai que je n'ai jamais vu un chirurgien, quelque habile, quelque expérimenté et quelque hardi qu'il fût, aborder de sang-froid un malade qui endurait les tortures d'une rétention d'urine.

Je l'ai dit en pleine Académie royale de médecine de Paris, je l'écrivais naguère, je le répète ici, et le crierais à pleine tête, s'il le fallait, parce que ce sont des vérités décevantes et malheureuses dont il faut que les médecins soient prévenus : le traitement des maladies des organes génito-urinaires est d'une immense difficulté; rien n'est éventuel comme une manœuvre faite sur ces mêmes organes; jamais, dans les cas épineux, on ne peut compter sur un résultat donné; les livres sont d'un faible secours en pareille matière; une expérience éclairée, une hardiesse prudente, une grande habileté dans les actes opératoires, sont d'une haute importance dans l'espèce; certaines maladies de la vessie sont demeurées jusqu'ici d'impénétrables mystères; celles du col de cet organe sont encore très-obscures et singulièrement controversées; celles de la glande prostate, passées à l'état chronique, sont presque toujours incurables, quoi qu'on fasse et quoi qu'on ait dit; celles de l'urètre, enfin, sont un sujet d'interminables discussions, ainsi que la lutte engagée à l'Académie royale de médecine l'a surabondamment démontré. Et ne sait-on pas d'ailleurs que, bien que la thérapeutique de ces dernières et si redoutables maladies (rétrécissements de l'urètre) ait fait des progrès incontestables depuis une vingtaine d'années, il n'en est pas moins vrai qu'il reste beaucoup à faire pour arriver à un mode de traitement positif, exempt de dangers, procurant des guérisons radicales et durables, à un traitement enfin qui satisfasse à la fois aux besoins de la science et de l'humanité? Somme toute, la plupart des moyens explorateurs, les procédés nombreux de dilatation, de cautérisation, et d'incision, laissent beaucoup à désirer; les récidives sont fréquentes, le traitement insuffisant dans beaucoup de cas, en sorte que la science et la pratique n'ont que très-peu gagné à tant de perfectionnements.

Mais qu'on se rassure. La science n'a pas dit son dernier mot, le *non procedes ampliùs* ne saurait lui être imposé, et MM. Amussat, Civiale, Lallemand, Leroy d'Étiolles, Auguste Mercier et quelques autres, qui ont rendu de si éminents services, surtout en fait de maladies des voies urinaires, ont encore la verdeur et le génie qui permettent de tout espérer.

Enfin, la troisième partie de ce travail est consacrée à la narration d'un fait curieux de lithotritie.

MALADIES DU NEZ ET DES FOSSES NASALES.

Observation première.

Teigne faveuse; — ganglions péri-maxillaires et sous-mentonniers suppurants; coryza chronique; — beaucoup plus tard *lupus exedens* de l'aile droite du nez; — ozène avec carie et destruction totale de la cloison cartilagineuse des fosses nasales.

Mademoiselle Élisabeth C..., habitant le département de l'Aude, âgée de vingt-deux ans, grande, forte, et jouissant d'une santé générale parfaite, fut porteur d'une teigne faveuse depuis l'âge de trois ans jusqu'à seize. A cette époque, des ganglions péri-maxillaires et sous-mentonniers se tuméfièrent, suppurèrent et se cicatrisèrent à la longue, mais en laissant des traces indélébiles de leur existence. Ce fut à la même époque que cette jeune personne sentit son nez s'embarrasser, éprouva de l'enchifrénement et une céphalalgie frontale à peu près permanente.

M. le docteur Sernin, de Narbonne, ayant été consulté en août 1833, déclara que Mlle Élisabeth C... était porteur d'une ancienne affection strumeuse, dont il décrivit les caractères. Il conseilla un laxatif au début, puis une solution iodurée; la poudre de ciguë à doses graduellement augmentées ; un léger purgatif tous les quinze jours pendant l'usage de la ciguë; une tisane préparée avec la racine de gentiane, les fleurs de romarin et le bois de réglisse; des frictions faites sur les ganglions péri-maxillaires et dans l'intérieur du nez avec la pommade au proto-iodure de mercure; des lotions, dans le nez aussi, faites avec une solution iodurée rubéfiante; du 25 au 30 de chaque mois, des lavements préparés avec une décoction de fleurs de camomille romaine; des pédiluves sinapisés et des frictions faites à la face interne des cuisses avec une cuillerée de teinture antispasmodique de Chrestien; l'application de quatre ou six sangsues à la vulve, application succédant aux lavements, aux pédiluves et aux frictions; un régime approprié et l'usage des vêtements de flanelle sur la peau.

Les parents de la malade et la malade elle-même, ne voyant aucune amélioration s'opérer à l'aide du traitement si rationnel et si bien indiqué qu'avait prescrit notre très-honorable et très-habile confrère le docteur Sernin, s'adressèrent (1834) à un officier de santé de leur voisinage, qui ne crut devoir s'occuper qu'à détruire, dans la fosse nasale droite, et avec une pommade cautérisante, ce qu'il dit être un polype, et ce que M. Sernin avait dit être, lui, homme fort compétent, une végétation fongoïde adhérente à la cloison intermédiaire des fosses nasales. Cette cautérisation occasionna des douleurs intolérables, et parut avoir augmenté le mauvais état du nez.

En 1836, c'est-à-dire deux ans après ces cautérisations, l'aile droite du nez fut envahie par des fissures douloureuses, et bientôt après par une ulcération dont l'aspect n'avait rien de rassurant. Dans cet état de choses, la malade réclama les conseils d'un officier de santé de Gignac, département de l'Hérault, qui parcourait les campagnes. Ce confrère nomade appliqua sur l'aile du nez ulcérée une pommade rougeâtre qui détermina une tuméfaction considérable de la face, du cou et de la presque totalité du cuir chevelu, tout en irritant et en agrandissant l'ulcération qu'il avait essayé de détruire en usant d'une vigoureuse cautérisation.

Un peu plus tard, notre honorable confrère le docteur Combes, de Gruissan, fut consulté. Ce praticien distingué recourut inutilement aux médications les plus opportunes, et voulut bien m'adresser sa malade, que la longueur du voyage et les chaleurs avaient singulièrement fatiguée.

Je la vis pour la première fois le 8 juillet 1838, et ne procédai que deux jours après à l'exploration très-attentive et très-minutieuse de l'extérieur du nez et de toute l'étendue des fosses nasales.

Aspect extérieur du nez. L'aile droite du nez était fortement échancrée, ulcérée, d'un rouge mollasse et fongueux : j'avais affaire à un véritable *lupus exedens* s'accompagnant de désordres intérieurs que je signalerai plus bas. La tuméfaction des parties et quelques cicatrices indurées avaient considérablement rétréci les ouvertures nasales, et la malade me dit éprouver là des douleurs lentes habituelles, et une sorte de fourmillement très-incommode.

Exploration des fosses nasales faite avec des stylets de formes et de dimensions variées. Je constatai que la cloison cartilagineuse était détruite; que les fosses nasales étaient obstruées par des croûtes épaisses, consistantes, dont la malade se débarrassait plusieurs fois par jour avec la tête d'une très-longue épingle; qu'il existait de la carie et des ulcérations sur divers points des anfractuosités nasales; qu'un abondant écoulement mucoso-purulent avait lieu toutes les fois que la malade se lavait et débarrassait ainsi les cavités nasales des croûtes qui les obstruaient; que la membrane pituitaire était sensiblement hypertrophiée, et qu'on sentait toujours une odeur de punais qui était parfois si prononcée, qu'il était impossible d'approcher de mademoiselle C....

Bien que l'affection du nez et des fosses nasales dût son apparition aux scrofules, je n'en demeurai pas moins persuadé que cette maladie, considérée comme affection générale, n'existait plus; qu'elle avait été convenablement et assez longuement traitée, et que l'âge de la malade, ainsi que son excellente constitution, étayaient raisonnablement cette manière de voir, qui est sanctionnée d'ailleurs par l'expérience commune. Je pensai, en un mot, qu'il ne fallait s'occuper que du lupus, que du coryza chronique, que de l'ozène, et de leurs conséquences locales.

Toutes les questions que j'adressai séparément au

père de la malade et à la malade elle-même ne me permirent pas de supposer l'existence présente ou passée de la syphilis.

M. C.... et sa fille ne pouvant demeurer qu'un mois et demi à Bordeaux, je dus leur conseiller de ne pas commencer un traitement qui serait incomplet, de se contenter d'une consultation écrite, et de se confier aux soins éclairés du docteur Combes, auquel j'envoyai mon ouvrage sur le coryza chronique et l'ozène non-vénérien, avec mon porte-caustique nasal de moyen calibre.

A. Traitement du lupus exedens. 1° Il faudra introduire alternativement dans chaque ouverture des narines, et les y maintenir assez longtemps, de petits bouts d'éponge préparée, afin de s'opposer à leur oblitération;

2° La malade prendra tous les soirs en se couchant une pilule d'arséniate de fer. On préparera ces pilules selon la formule suivante :

Prenez :	Arséniate de fer..........	7 centigrammes.
	Extrait de houblon.......	2 grammes.
	Poudre de guimauve.....	9 décigrammes.
	Sirop de fleurs d'oranger.	qs.

Mêlez pour faire 24 pilules.

3° Elle usera d'une tisane amère, soit de feuilles de saponaire, soit de racine de patience, soit de racine de gentiane concassée;

4° On cautérisera le lupus avec la poudre de Dupuytren dont voici la formule :

Prenez : Acide arsénieux....... 6 décigrammes.
Calomel................ 30 grammes.
Mêlez très-exactement.

On saupoudrera la surface convenablement préparée avec une petite houppe chargée de ce mélange, et de façon à l'en recouvrir d'un millimètre au plus. L'incrustation grisâtre très-adhérente qui se formera ne tombe souvent que longtemps après l'application du caustique, à moins qu'on ne provoque sa chute par des applications émollientes.

5° S'il arrivait que cette poudre de Dupuytren ne produisît pas l'effet désiré, il faudra se servir du protonitrate acide de mercure avec lequel on cautérisera les parties, mais en prenant les précautions que tous les praticiens connaissent.

B. Traitement du coryza chronique et de la punaisie (ozène). Quoique les détails de ce traitement fussent complets dans l'ouvrage que j'eus l'honneur d'envoyer à M. le docteur Combes, je dus néanmoins ajouter l'instruction suivante :

1° Il faut prendre le nitrate d'argent fondu chez un bon pharmacien qui le prépare lui-même;

2° Pour placer ce nitrate d'argent dans la cuvette du porte-caustique, il faut préalablement le réduire en poudre très-fine;

3° Lorsque la cuvette est garnie, et que la poudre caustique en dépasse les bords, on chauffe très-doucement avec une lampe à esprit de vin dont on tient la flamme, d'abord à 10 ou 12 millimètres au-dessous de l'instrument, en ayant la précaution de ne pas avoir des courants d'air, afin que la lumière ne vacille pas et que la fonte du nitrate d'argent soit graduelle et régulière. On rapproche ou on éloigne la flamme selon qu'elle donne plus ou moins de chaleur, et que le fond de la cuvette offre une épaisseur métallique plus ou moins considérable; on la promène lentement sous l'auge du porte-caustique, et on la retire aussitôt que la poudre est fondue. Il est bien entendu que si l'azotate d'argent se boursoufle, brûle comme de la poudre humide ou se charbonne, il faudra recommencer l'opération jusqu'à ce que la fonte soit d'un aspect métallique brillant.

Revenant à Mlle Élisabeth C....., j'eus indirectement de ses nouvelles trois mois après son départ de Bordeaux, et j'appris qu'elle éprouvait alors une très-grande amélioration dans son état.

Observation deuxième.

Punaisie; — trois petites ulcérations dans la fosse nasale droite.

A M. le docteur A. TROUSSEAU, *professeur à la Faculté de médecine de Paris.*

Monsieur et très-honoré confrère,

M. X..., négociant de l'une des principales villes du nord de la France, âgé de trente ans, d'une bonne constitution, est porteur d'un ozène qui remonte à une époque déjà fort ancienne, et dont il a été traité sans succès par la poudre mercurielle dont vous avez donné la formule dans le *Journal des connaissances médico-chirurgicales*, et par une foule d'autres moyens indiqués en cas pareil.

Lorsque ce malade vint me consulter, je constatai une odeur prononcée de punais venant de la fosse nasale droite; l'existence de trois petites ulcérations siégeant près de la racine du nez, dans cette même fosse nasale droite; l'expulsion, en se mouchant, de mucosités sèches, très-épaisses, jaunâtres, formant bouchon, et une sorte de barre charnue, transversale, divisant la même fosse nasale droite en deux portions inégales.

Après l'usage de quelques moyens préliminaires, je procédai à la cautérisation directe des ulcérations, sans négliger de promener le porte-caustique sur tous les points accessibles de la membrane pituitaire, et de le porter légèrement dans la fosse nasale gauche, quoique je n'y eusse découvert ni ulcérations, ni mauvaise odeur, ni épaississement anormal de la membrane muqueuse. Les onze cautérisations que j'ai pu faire en vingt et un jours ont été parfaitement supportées, et ont eu pour résultat une supersécrétion muqueuse abondante, l'élargissement de la fosse nasale droite, l'usure de l'hypertrophie membraneuse, la cicatrisation de deux ulcérations, et la disparition de l'odeur de punais dès la huitième application du porte-caustique. Pour hâter la guérison, et pour mettre à profit le peu de temps dont M. X.... pouvait disposer, je lui ai fait priser des poudres dont je me sers chez quelques malades, poudres dans lesquelles il entre du nitrate d'argent porphyrisé. Cette espèce de cautérisation a surexcité le malade, lui a donné une forte céphalalgie et de la fièvre, ce qui a dû m'en faire discontinuer l'usage pour m'en tenir aux cautérisations ordinaires.

M. X.... ayant absolument besoin de revenir chez lui pour ses affaires, et le traitement demeurant conséquemment incomplet, j'explorai hier, 5 juillet, la fosse nasale droite, au haut et en dehors de laquelle je découvris une toute petite ulcération. Je reconnus d'ailleurs une simple odeur de mucus et point celle de punais, qui peut reparaître tant que l'ulcération ne sera pas cicatrisée.

Dans cet état de choses, et M. X... devant passer quelques jours à Paris, j'ai pris la liberté de vous l'adresser pour que vous ayez la bonté de le cautériser. Plus tard, il fera compléter son traitement, s'il y a lieu, par un habile praticien de...., pour lequel j'ai écrit une petite instruction.

Recevez la nouvelle assurance, etc.

CAZENAVE, D. M. P.

Bordeaux, le 6 juillet 1838.

Réponse de M. A. TROUSSEAU *à M.* J.-J. CAZENAVE, *médecin à Bordeaux.*

Monsieur et très-honoré confrère,

J'ai vu le malade que vous m'avez fait l'honneur de

m'adresser. Malgré la fatigue du voyage et l'interruption des cautérisations, l'odeur de punais était entièrement détruite; et comme il devait partir pour........ le surlendemain, je n'ai pas jugé à propos de le cautériser ici; je l'ai vivement engagé à suivre le traitement que vous lui avez conseillé, et, dans mon opinion, c'est ce qu'il a de mieux à faire. Je lui ai conseillé, en outre, quelques injections avec une solution très-faible de nitrate d'argent, et, de temps en temps, quelques inspirations de poudre mercurielle.

Et puis, comme il avait eu jadis la vérole, et que les coryzas chroniques avec ozène sont dans les neuf dixièmes des cas de cause syphilitique, quand ils commencent à trente ans, je lui ai conseillé des bains de sublimé et des pilules de proto-iodure de mercure.

Recevez l'assurance, etc.

Signé A. TROUSSEAU.

Paris, 12 juillet 1838.

Je n'ai qu'une observation à faire, mais une observation fort importante dans l'espèce, sur la lettre du professeur Trousseau touchant ce qu'il dit de la vérole, que M. X.... aurait contractée jadis, selon lui.

Toutes les fois qu'un malade qui vient réclamer mes conseils est porteur d'un coryza chronique suivi d'ozène, j'ai la précaution de m'enquérir avec beaucoup de soin s'il a eu quelque maladie vénérienne, ou seulement des blennorrhagies, et à l'aide de quels moyens on l'en a débarrassé. Eh bien! j'avais pris cette précaution avec

M. X...., qui me dit n'avoir jamais contracté que deux uréthrites dont il avait été guéri assez rapidement en usant de moyens antiphlogistiques, du repos et d'un régime convenable. Du reste, quand je conserve des doutes, quelque légers qu'ils soient, sur l'existence d'une affection virulente, soit qu'elle constitue une syphilis primitive, soit qu'elle ait passé à l'état de syphilis constitutionnelle, j'ai immédiatement recours aux médications spécifiques ou réputées telles, pour ne m'occuper, plus tard et en temps opportun, que de la maladie des fosses nasales. Mais je ne pouvais raisonnablement pas avoir des doutes de cette espèce sur le compte de M. X...., et voici pourquoi :

Bien qu'il existe encore chez quelques médecins une dissidence assez tranchée dans les vieilles opinions professées touchant la question de savoir si la blennorrhagie est identique au chancre, ou si, en d'autres termes, elle constitue, comme lui, des accidents primitifs par lesquels la vérole peut commencer, malgré cette dissidence je partage tout à fait les opinions essentiellement pratiques du docteur Hernandez, de Toulon[1], qui a parfaitement résumé tout ce que l'inoculation peut fournir à ce sujet comme base de diagnostic différentiel, et celles de M. Ricord, qui a surabondamment prouvé, de son côté, que l'inoculation du virus blennorrhagique ne produisait pas de chan-

[1] J. F. Hernandez. ESSAI ANALYTIQUE SUR LA NON IDENTITÉ DU VIRUS GONORRHOÏQUE ET SYPHILITIQUE. Toulon 1812. Article 4, page 57.

cres, et que le chancre seul produisait le chancre [1].

J'aurai l'occasion de revenir sur cette question de la syphilis lorsque je publierai l'observation très-curieuse d'un coryza chronique dont un négociant allemand, que je traitai en octobre 1833, était porteur. Ce malade avait eu des chancres sur le gland et au voile du palais, qui était en grande partie détruit. M. Cullerier neveu, qu'il consulta en 1827, lui conseilla un traitement mercuriel qu'il ne fit pas; et Dupuytren, qu'il alla voir en 1829, et dont j'ai l'avis écrit, lui conseilla le régime, les distractions et les voyages, ce qui suffit pour faire disparaître toutes les vieilles traces de syphilis constitutionnelle. Le coryza chronique a été parfaitement guéri par une vingtaine de cautérisations seulement.

Observation troisième.

Punaisie ;— deux larges ulcérations dans la fosse nasale gauche.

Mlle Éléonore de M... avait dix-huit ans lorsque je la vis pour la première fois. Elle est forte, bien constituée et parfaitement réglée. Sa famille voyant que l'odeur de punais, qui était déjà ancienne, ne faisait qu'augmenter, fit prier l'un des médecins les plus dis-

[1] Ph. Ricord. TRAITÉ PRATIQUE DES MALADIES VÉNÉRIENNES ou recherches critiques et expérimentales sur l'inoculation appliquée à l'étude de ces maladies, etc.— In-8°, Paris, 1838.

tingués d'un chef-lieu de département voisin, qu'elle habite, de lui donner des soins. Ce confrère conseilla de faire plusieurs fois par jour des injections dans les fosses nasales avec du chlorure de soude étendu d'eau, mais principalement au moment de sortir; de prendre de temps en temps, et dans l'intervalle des injections, une prise de la poudre suivante :

Prenez : Sauge en poudre......... 2 grammes.
Sucre candi en poudre... 8 grammes.
Chlorure de chaux sec... 6 décigrammes.
Mêlez exactement.

Ces moyens n'ayant produit aucun amendement après un mois de leur usage non interrompu, le même médecin fit faire des injections avec une solution de trois gouttes de créosote pure dans 30 grammes d'eau distillée. Ces injections n'ayant pas mieux réussi que les précédentes et que la poudre à priser, il prescrivit la solution suivante, qui devait être employée à la dose d'une cuillerée à café dans un verre d'eau, et moins si l'injection faisait éprouver une douleur trop vive :

Prenez : Iode.................... 15 centigrammes.
Iodure de potassium, 3 décigrammes.
Triturez ensemble et dissolvez dans 60 grammes d'eau distillée.

Ces dernières injections n'ayant en rien amendé l'état de la malade, son médecin dit qu'il faudrait recourir à la cautérisation des surfaces altérées, mais qu'avant d'en venir à ce moyen extrême, on pourrait mettre en usage le traitement conseillé par M. le professeur Trousseau. Ce traitement échoua comme tous les autres.

Lorsqu'il fut question de confier la malade à mes soins, sa famille désira savoir en quoi consistait la cautérisation des fosses nasales, et comment j'y procédais. Des médecins, consultés à ce sujet, prétendirent que cette cautérisation était un moyen dangereux; que s'il réussissait à guérir, il exposait certainement à faire dégénérer de simples ulcérations en ulcères carcinomateux, et que, d'ailleurs, les préliminaires de cette petite opération étaient effrayants et très-douloureux, puisqu'il fallait d'abord entr'ouvrir les narines avec une espèce de dilatateur.

Quoi qu'il en fût de ces encourageantes prévisions, on me confia la malade, que je rassurai bien vite, et à laquelle je n'hésitai pas de montrer mes instruments d'exploration et ce redoutable porte-caustique dont on l'avait si fort effrayée.

En humant l'air expiré des fosses nasales, la bouche étant fermée, il me parut que l'odeur de punais était très-prononcée, et qu'elle venait de la fosse nasale gauche, au haut de laquelle, et du côté opposé à la cloison, je découvris deux larges ulcérations[1]. Je cautérisai ces ulcérations, presque toute l'étendue de la fosse nasale gauche, et légèrement la fosse nasale droite,

[1] Voyez pour le mode d'exploration et la cautérisation des fosses nasales, mon ouvrage *sur le coryza chronique et l'ozène non vénérien*. In-8°. Paris 1835.

les 23, 25, 27 février, 1, 3, 5, 8, 12, 13, 16, 19, 22, 29, 31 mars, 5, 9, 12, 16, 19, 23, 26 avril, 8, 15, 28 mai 1836. Chacune de ces cautérisations, que la malade supporta sans douleur, la fit éternuer et provoqua une supersécrétion muqueuse claire et filante, toujours très-abondante. L'odeur de punais changea de nature dès la troisième application du porte-caustique, et disparut complétement après la huitième, que je fis en présence de M. B..., de la Charente-Inférieure, que je traitais à cette époque. Les deux ulcérations furent cicatrisées le 5 avril, et l'odeur de punais n'avait pas reparu, ainsi que put le constater le docteur Lalanne, médecin en chef de l'hôpital militaire de Bayonne, en présence duquel je cautérisai Mlle de M... et M. B...

Les parents de la malade m'avaient prévenu, et je pus constater moi-même pendant le traitement, que l'odeur de punais augmentait beaucoup à chaque époque menstruelle. C'est là un fait que j'ai déjà observé plusieurs fois dans ma pratique, et qui a beaucoup d'analogie avec ce qu'a remarqué le professeur Tiedemann, d'Heidelberg, touchant l'haleine douceâtre et fort désagréable des femmes qui sont dans la période menstruelle[1].

[1] Tiedemann. *Recherches expérimentales sur l'exhalation pulmonaire et les qualités de l'haleine.* JOURNAL DE PHYSIOLOGIE, vol. II, liv. II. 1835.

Observation quatrième.

Coryza chronique; — punaisie très-prononcée; — guérison temporaire; — récidive avec une grande amélioration.

M. B..., habitant le département de la Charente-Inférieure, était punais depuis un an lorsqu'il pria un médecin fort connu, et jouissant à bon droit d'une grande réputation, de le débarrasser de cette dégoûtante incommodité. Notre savant confrère n'explora point les fosses nasales, et les cautérisa superficiellement en se servant d'un morceau de nitrate d'argent fondu, monté sur une grosse aiguille à tricoter, fendue à l'une de ses extrémités et faisant ressort. La poudre mercurielle de Trousseau fut mise en usage dans les intervalles de ces cautérisations, qui n'eurent aucun résultat favorable pour le malade, dont le traitement dura un mois et demi. Jamais, pendant cette période de temps, M. B... ne se sentit le nez dégagé; jamais, non plus, il ne fut débarrassé des matières sèches, croûteuses, humides au centre et puantes, qui obstruaient les fosses nasales.

Lorsque je vis M. B..., il avait dix-huit ans, était frais, coloré, parfaitement constitué, répandait autour de lui une odeur de punais très-prononcée, avait la racine du nez déprimée, nasonnait peu en parlant, respirait assez librement par les narines, la bouche étant fermée, distinguait à peine les odeurs les plus fortes, se mouchait difficilement, et n'expulsait qu'après beaucoup d'efforts les matières jaunes, sèches, et fétides, qui avaient longtemps séjourné dans les fosses nasales, mais surtout dans la gauche.

Avant de le cautériser je lui fis inspirer des vapeurs émollientes par les deux narines, lui prescrivis deux bains domestiques par semaine, et lui recommandai très-expressément de réduire ses repas aux deux tiers de ce qu'il mangeait habituellement.

Je commençai les cautérisations le 9 mars 1836, et les continuai les 11, 13, 15, 17, 19, 22, 24, 26, 29, 30 mars, 5, 7, 10, 14, 18, 22, 26, 30 avril, 4 et 9 mai de la même année. Tout en agissant sur les deux fosses nasales en même temps, je m'attachai cependant à cautériser la gauche plus souvent et plus profondément que la droite.

Je ferai remarquer en passant que M. B... était très-pusillanime, très-douillet, et qu'il redoutait beaucoup les cautérisations, bien que celles qu'il avait eu à supporter l'année précédente n'eussent pas dû le faire beaucoup souffrir. Pour l'encourager et lui donner un bon exemple à suivre, je priai Mlle Éléonore de M..., sujet de l'observation précédente, de vouloir bien permettre que je la cautérisasse en présence de ce jeune homme. Comme mes deux malades étaient étrangers à Bordeaux, et qu'ils ne pouvaient pas se rencontrer dans le monde, j'obtins de bonne grâce la permission que j'avais demandée. L'impassibilité de la jeune personne surprit M. B..., et lui donna plus de courage sans l'affranchir complétement de ses appréhensions, qu'il devait à sa rare impressionnabilité.

Toutes les cautérisations provoquèrent, à de légères

différences près, de fréquents éternuments, du larmoiement, et une sécrétion muqueuse très-abondante qui durait tout le jour.

A dater de la quatrième application du porte-caustique, la formation des croûtes cessa, et M. B..., qui ne se mouchait que très-rarement et avec la plus grande difficulté, se moucha un grand nombre de fois chaque jour, ce qui fit disparaître en très-peu de temps la pesanteur et la gêne qu'il éprouvait habituellement à la racine du nez, et le débarrassa de ses douleurs de tête.

A la même époque, c'est-à-dire le 15 mars, l'odeur de punais n'existait déjà plus, ce qui fut constaté un peu plus tard par M. le docteur Lalanne, médecin en chef de l'hôpital militaire de Bayonne, en présence duquel je fis une cautérisation.

M. B... vint tous les jours chez moi après la dernière cautérisation, et j'eus tous les jours la satisfaction de lui répéter qu'il était complétement débarrassé de sa punaisie. Néanmoins, trois mois après son départ de Bordeaux, une très-petite quantité de mucus se concréta dans la fosse nasale gauche, le malade se moucha plus rarement, et les expirations nasales transmirent l'odeur douceâtre et nauséabonde des mucosités qui sont restées longtemps enveloppées dans un mouchoir de poche.

Plus tard encore, c'est-à-dire vers la fin d'octobre 1836, époque à laquelle je vis M. B..., son état s'était un peu aggravé, en ce sens que l'odeur de punais, bien qu'à peine sensible, même en mettant mon nez sous le sien, avait reparu.

La famille de ce jeune homme, ayant constamment besoin de lui, ne voulut jamais consentir à ce que je reprisse le traitement, quelque insistance que je misse à lui démontrer combien il me serait facile de modifier convenablement la membrane pituitaire pour arriver à bien.

Observations cinquième, sixième et septième.

Dépression de la racine du nez; — *nez écrasés;* punaisies.

Dans l'espace de deux ans, j'ai eu à traiter trois *punais* ayant le vice de conformation qui constitue la dépression de la racine du nez, ou ce qu'on appelle vulgairement *nez écrasé*. L'un de ces sujets, jeune demoiselle habitant le département des Landes, âgée de vingt ans, bien constituée, parfaitement réglée, était porteur d'un coryza chronique avec punaisie sans ulcérations, et ne guérit qu'après avoir été cautérisée pendant un an, en laissant de temps en temps huit, dix et quinze jours d'intervalle. Le second, homme de quarante ans, habitant Bordeaux, était aussi porteur d'un coryza chronique avec punaisie sans ulcérations. Son père, mort à soixante-quinze ans, avait le nez écrasé, était punais à un très-haut degré et n'avait jamais eu d'odorat. J'usai en pure perte des cautérisations, de l'inspiration des poudres mercurielles de Trousseau, et d'une foule d'autres moyens. Le troisième punais, étudiant en droit, âgé de vingt et un ans, était né d'un père punais aussi, ayant le nez écrasé. Je ne fus pas plus heureux que dans le cas précédent, et force me fut d'abandonner le traitement de ce jeune homme, qui a renoncé à ses études de droit et s'est retiré dans sa famille qui habite le Périgord.

Voilà les faits; en voici l'analyse :

M. B..., de la Charente-Inférieure, et la jeune demoiselle du département des Landes, avaient la racine du nez déprimée, et les mucosités ne pouvant ni s'écouler, ni être expulsées, contractaient une odeur fétide par leur long séjour dans les anfractuosités des fosses nasales. Mais, ni les aïeux, ni le père, ni la mère de ces deux jeunes gens n'avaient eu ni vice de conformation des os propres du nez, ni coryza chronique, ni punaisie. Toutefois, et malgré son nez écrasé, M. B... cessa d'être punais dès les premières cautérisations. Quoi qu'il en fût, l'influence de la médication cautérisante s'étant épuisée, la dépression de la racine du nez redevint un obstacle mécanique, amena nécessairement le séjour du mucus derrière elle, à la criblure ethmoïdale, sur une portion du reste de la paroi supérieure des fosses nasales, et occasionna de la sorte le retour, singulièrement amendé cependant, du coryza chronique et de l'ozène. Quant à la jeune personne du département des Landes, la persistance de sa maladie me porta naturellement à mettre de la persistance dans le traitement à l'aide duquel je crois avoir détruit l'hypertrophie chronique de la portion de membrane pituitaire qui répond à la racine du nez, tout en élargissant le passage et en modifiant très-profondément la vitalité et les fonctions sécrétoires du tégument *schnéïdérien*.

Quant au nez écrasé, au coryza chronique et à la punaisie héréditaire, en tant que l'adjectif héréditaire ne s'applique qu'à la transmission de la forme vicieuse du nez, j'incline fortement à penser que ces maladies sont le plus souvent incurables. Le temps et l'expérience seuls pourront nous apprendre définitivement ce qu'on doit penser à cet égard.

Puisque je suis sur le chapitre de l'hérédité, pathologiquement parlant, je raconterai un fait de punaisie dont je n'ai encore vu ni lu le pendant nulle part.

Observation huitième.

M. N..., le père, fut punais jusqu'à l'âge de vingt-cinq ou vingt-six ans, et guérit alors sans traitement aucun. La même maladie se déclara chez son fils, à douze ans, époque à laquelle, par suite d'un accident que je n'ai point présent à l'esprit, il eut une arthrite traumatique de l'articulation tibio-tarsienne gauche, avec carie ultérieure de la malléole externe et de quelques os du tarse. Cette maladie fut longue, douloureuse, mit plus d'une fois les jours de M. N... en péril, et sembla nécessiter l'amputation de la jambe : ce fut du moins là le conseil que donnèrent un habile chirurgien et les praticiens les plus distingués de Paris. Les parents du malade et le malade lui-même ayant repoussé cette ressource extrême, il fallut se borner à faire des pansements méthodiques, et à appliquer plus tard une machine orthopédique. Ces moyens suffirent pour obtenir la guérison, et pour faire recouvrer à l'articulation tous ses mouvements et presque toute sa flexibilité.

La punaisie avait cessé d'elle-même quelques jours après le développement de l'arthrite traumatique, et n'aurait peut-être jamais reparu sans un nouvel accident, qui fut très-probablement, et je ne sais trop comment, la cause occasionnelle de son retour. Une capsule éclata, alla frapper l'œil, et occasionna une violente ophthalmie qui se termina par un staphylôme opaque de la cornée, que des chirurgiens de Paris, consultés, dirent être incurable. A dater de cet accident la punaisie reparut, mais plus prononcée qu'elle ne l'avait été.

M. N..., n'ayant pas pu guérir de sa punaisie en province, alla à Paris, dans le courant de l'été de 1837, pour se confier aux soins de M. Trousseau, qui voyageait alors en Suisse. Frustré dans son attente, il alla habiter la maison de santé du docteur Pinel où on lui prescrivit, sans succès, des injections cautérisantes et la poudre mercurielle de Trousseau. Le professeur Roux, auquel il s'adressa ensuite, lui fit inspirer des vapeurs de cinabre dont il ne se trouva pas mieux. Jugeant alors que son mal était incurable, le malade revint chez lui. Là, son médecin lui conseilla de faire le voyage de Bordeaux pour me consulter.

Ce monsieur, âgé de vingt-huit ans, bien constitué, a le nez écrasé et une odeur repoussante de punais sans perte de l'odorat. Il contracta jadis deux légères uréthrites non accompagnées d'affection virulente.

Comme sa profession lui imposait l'obligation de ne séjourner qu'un mois à Bordeaux, je crus ne pas devoir commencer un traitement que j'aurais laissé inachevé, et lui conseillai de se faire cautériser chez lui par son médecin, homme fort habile, auquel je pris la liberté d'adresser quelques instructions.

Ce malade guérira-t-il? J'en doute à cause de la fâcheuse coïncidence de sa punaisie et de son nez écrasé, qui sont héréditaires.

Observation neuvième.

Éternuments et coryza annuels suivis de la phlegmasie de plusieurs membranes muqueuses.

M. Mansencal, négociant, âgé de trente ans, lymphatique, faisant peu d'exercice, jouissant habituellement d'une bonne santé, habitant une rue étroite, humide et froide (rue de Gourgues, n° 4, à Bordeaux), est pris tous les ans vers la fin d'avril, mais seulement hors de chez lui et lorsqu'il est exposé à l'action d'une vive lumière, d'éternuments violents et répétés, accompagnés d'un coryza très-intense avec écoulement d'un liquide incolore, limpide, filant, très-abondant, d'enchifrènement, de larmoiement, et d'une céphalalgie d'autant plus douloureuse que les secousses brusques et violentes de l'éternument sont plus répétées. Cet état ne dure pas plus de deux ou trois jours, et s'améliore au fur et à mesure que la phlegmasie envahit d'autres membranes muqueuses. C'est ainsi que, dans l'espace de trois semaines, M. Mansencal a successivement une pharyngite, une laryngite, une trachéïte, une bronchite, une entérite, et une colite aiguës à courtes périodes; une diarrhée très-abondante termine la maladie. Les membranes muqueuses œsophago-gastrique et génito-urinaire sont les seules exemptes de cette phlegmasie annuelle, qui ne reparaît plus après la diarrhée, quoique le malade s'expose sans précaution à l'impression d'une forte lumière. Du reste il n'y a jamais d'accélération dans le pouls.

M. Mansencal avait pris plusieurs années de suite, et sans résultat favorable pour sa santé, sept à huit bouteilles d'une espèce de rob qu'un médicastre, qui le voyait avant moi, lui faisait payer vingt francs l'une.

J'ai conseillé pendant ces deux dernières années l'usage de verres fortement colorés en bleu pour éviter l'impression trop vive de la lumière sur les yeux; le séjour habituel dans un appartement frais et peu éclairé; des bains alcalins et des frictions sèches sur la peau; des vêtements de flanelle; des boissons délayantes, un régime doux, et un traitement spécial pendant que la phlegmasie parcourt les surfaces muqueuses ci-dessus indiquées. Cette dernière partie du traitement a seule été suivie jusqu'ici.

RÉFLEXIONS.

Mes lecteurs auront sans doute fait la part des raisons pour lesquelles je n'ai pas dû songer à l'administration du sulfate de quinine.

Si le malade est plus docile l'année prochaine, je me propose de devancer l'époque à laquelle débutent les éternuments et le coryza, pour modifier profondément la vitalité morbide de la membrane pituitaire, soit à l'aide de la poudre mercurielle ou des lotions de sublimé, conseillées par M. Trousseau dans le coryza chronique et l'ozène non-vénérien, soit en cautérisant légèrement cette même membrane avec le nitrate d'argent. Je suis d'autant plus porté à penser que j'obtiendrai de bons résultats de cette médication, que j'ai déjà empêché le retour d'un coryza excessivement aigu chez une jeune dame qui en était atteinte dès les premiers froids humides de chaque automne, quoi qu'elle fît.

Dans le fait que je viens de rapporter, les éternuments, au lieu d'être provoqués par l'action directe du froid sur la membrane pituitaire, comme cela arrive le plus communément, le sont sympathiquement par l'impression d'une vive lumière qui se transmet de l'œil à la membrane muqueuse des fosses nasales par l'intermédiaire des communications nerveuses. Cela est si vrai que le froid ne détermine jamais ni de coryza ni d'éternuments chez M. M... ; qu'il brave impunément le mauvais temps, le froid humide et les brouillards auxquels les soins de son commerce l'exposent; qu'il n'éternue pas enfin, et que le coryza ne se développe pas s'il reste chez lui ou dans un lieu peu éclairé.

Je sais bien que la bronchite est la complication la plus fréquente du coryza, et tous les médecins connaissent l'irritation qui envahit en même temps les membranes muqueuses des fosses nasales, des bronches, de l'estomac et des intestins, irritation qui constitue ces fièvres catarrhales qui, à diverses époques, ont régné épidémiquement en Europe à la suite de constitutions atmosphériques humides, froides et brumeuses prolongées; mais personne, que je sache, n'avait encore observé avant moi un fait marqué au coin des plus rares singularités.

Vandermonde, dans son *Recueil périodique*, tome VI, page 196, cite le cas d'un coryza périodique qui récidivait tous les jours chez un jeune homme de trente ans : il commençait de grand matin et durait jusqu'à midi. A cette heure la tête se prenait, puis les yeux, le nez, les sinus frontaux, et il s'échappait une matière abondante, claire et très-acrimonieuse. Le reste du jour et la nuit, cet homme était fort tranquille et libre de son coryza.

MALADIES DES VOIES URINAIRES CHEZ L'HOMME.

Considérations sur la longueur de l'urètre, suivies de la description d'un urétromètre et d'une sonde porte-caustique servant à la fois, et en un seul temps, à mesurer la longueur de l'urètre, à vider la vessie, et à cautériser soit son col, soit la portion prostatique du canal.

Rien de plus facile, en apparence, que de prendre la longueur de l'urètre, et cependant il existe à cet égard des dissidences choquantes entre les hommes les plus exercés à ce mode de mensuration.

Beaucoup d'anatomistes, Boyer et Meckel[1] entre autres, prétendent que l'urètre a généralement de six à douze pouces de longueur. Wately, trouvant ces données exagérées, a mesuré l'urètre sur quarante-huit sujets de haute, de moyenne, et de petite taille, et a démontré par ses recherches, dont je copie ci-dessous

[1] MANUEL D'ANATOMIE GÉNÉRALE, DESCRIPTIVE ET PATHOLOGIQUE; traduit de l'allemand par Jourdan et Breschet. Paris, 1825.

les résultats, que le canal n'a, terme moyen, que huit à neuf pouces.

		Longueur de l'urètre.	
Sujets de haute taille.		Pouces.	Lignes.
Sur	1	9	6
	8	9	»
	5	8	6
	2	8	»
Total...	16		
Sujets de moyenne taille.			
Sur	3	9	»
	1	8	9
	7	8	6
	2	8	3
	7	8	»
	2	7	9
	1	7	6
Total...	23		
Sujets de petite taille.			
Sur	1	8	9
	2	8	6
	4	8	»
	2	7	9[1]
Total...	9		

[1] An improved method of treating strictures in the uretra; by Thomas Wathely. Londres, 1816; in-8°, page 68.

Ducamp adopte le sentiment de Wately. M. Leroy d'Étiolles, pensant qu'on ne peut acquérir que des notions approximatives a ce sujet, dit que le plus sage est d'évaluer la longueur de l'urètre à neuf ou dix pouces [1], tandis que MM. Lisfranc et Velpeau [2] ont vu qu'elle pouvait aller juspu'à onze pouces. M. Malgaigne [3] soutient que le canal n'a presque jamais au delà de six pouces. M. Velpeau [4] affirme que ses dimensions ordinaires varient de six à neuf pouces, et que sa longueur moyenne est de sept à huit quand il est séparé du bassin. Ce professeur ajoute néanmoins que la thèse de M. Malgaigne [5] l'a forcé de reconnaître que cet observateur a véritablement raison au fond. Détaché, l'urètre offre effectivement les mesures indiquées plus haut. En place et dans le relâchement, au contraire, il n'a que de cinq à six pouces. « Ayant eu souvent l'occasion de prendre sur le vivant la longueur du canal pour des causes analogues et par des moyens semblables à ceux que j'ai indiqués (obs. 3, 6 et 8), dit le professeur Lallemand, j'ai trouvé que les dimensions adoptées par Wately, le docteur Rougier et Ducamp, sont les plus exactes. Sur

[1] Exposé des divers procédés employés jusqu'à ce jour pour guérir de la pierre, sans avoir recours a l'opération de la taille. Paris, 1823; page 2.

[2] Traité complet d'anatomie chirurgicale, générale et topographique du corps humain, ou anatomie considérée dans ses rapports avec la pathologie chirurgicale et la médecine opératoire, Deuxième édition. Paris, 1833. Tome II, page 274.

[3] Gazette médicale, cahiers d'août et septembre 1832, page 272.

[4] Op. cit., tome II, page 275.

[5] Thèse n° 55. Paris, 1831.

trente et quelques malades, sur lesquels j'ai été obligé de faire cette recherche, le canal n'a varié qu'entre sept pouces et demi et neuf pouces. Chez un seul, dont la verge paraissait avoir les plus grandes dimensions, j'ai mesuré neuf pouces et demi du col de la vessie à l'extrémité du gland[1]. » Les mesures prises par M. Civiale lui ont donné de cinq à six pouces pour les vieillards, et de trois pouces à quatre pouces et demi pour les enfants de quatre à six ans[2]. Pour ce qui me regarde, j'ai mesuré des urètres sur le vivant, ayant depuis quatre pouces seulement (11 centimètres) jusqu'à onze pouces et demi (32 centimètres). J'ai d'ailleurs rencontré tous les termes moyens entre ces deux extrêmes. Ainsi M. Freiche, qui m'avait été adressé par mon confrère M. Lacoste, n'a que quatre pouces (11 centimètres) d'urètre dans le relâchement du pénis, dont le gland flétri forme seul le relief; tandis que le capitaine Vo...,. M. Rag... (de Bourg), et M. Les..., de la place Sainte-Colombe, à Bordeaux, ont de onze pouces à onze pouces et demi de canal (30 à 32 centimètres), et cela à cause des larges proportions de la verge, même à l'état de flaccidité. J'ai, du reste, observé que les hommes qui avaient souffert beaucoup et longtemps de rétentions d'urine avaient généralement le pénis très-court.

M. Pétrequin, de Lyon, lui, dans son *Traité d'anatomie médico-chirurgicale et topographique, etc.*, dit

[1] Observations sur les maladies des organes génito-urinaires. Première partie. Paris, 1836; page 127.

[2] Traité pratiqee sur les maladies des organes génito-urinaires. Paris, 1837; page 36.

que la longueur de l'urètre, obtenue par la *mensuration rectiligne*, est de six pouces moins un quart à six pouces un quart (155 à 168 millimètres), et de six pouces un quart à six pouces trois quarts (168 à 182 millimètres) par la *mensuration curviligne*.

M. Lallemand tient à savoir au juste quelle est la longueur de l'urètre quand il s'agit de cautériser la portion prostatique et de ne pas dépasser le col de la vessie. « Il faut pour cela, dit-il, connaître exactement la longueur du canal, et rien n'est plus facile : il suffit de retirer lentement la sonde introduite dans la vessie, et, quand l'urine s'arrête, on tend la verge d'une main et l'on applique le pouce et l'indicateur de l'autre sur la sonde, au niveau du gland; en repoussant ensuite un peu la sonde, sans déplacer les doigts, on en voit de nouveau sortir de l'urine; puis, mesurant l'espace compris entre le dernier des yeux et l'endroit où se trouvent appliqués le pouce et l'indicateur, on a exactement la longueur du canal. Ces précautions sont importantes à cause de la différence très-grande qu'on peut rencontrer dans la longueur de l'urètre de deux individus à peu près du même âge et de la même taille. J'en ai vu chez lesquels il n'avait pas plus de six pouces, tandis que chez d'autres il en avait neuf et demi[1]. »

Ce qui paraissait si facile à M. Lallemand, dans le passage que je viens de citer, pourrait fort bien ne l'être que pour lui, car *on peut dépasser les limites du canal, on peut cautériser la vessie*, etc. Il avoue toutefois que,

[1] Op. cit. Deuxième partie, pages 372 et 373.

malgré les précautions qu'il a indiquées, plus d'un praticien dépassera le col de la vessie; il dit aussi qu'il a cautérisé ce réservoir dans les premiers temps. On trouve un pareil aveu dans l'observation de Deleuze (la 18e de l'ouvrage cité), qui souffrit beaucoup et longtemps de cet accident. L'observation du soldat Salvasol (21e de l'ouvrage cité) démontre encore que, quand la vessie est habituellement vide, il est impossible de prendre exactement la longueur du canal. L'observation de Marc Vanat enfin (22e de l'ouvrage cité) prouve l'impossibilité dans laquelle se trouvait M. Lallemand de prendre la longueur de l'urètre, puisque la vessie était toujours vide, et de se guider sur les contractions de son col, puisqu'il n'opposait aucune résistance à l'introduction de la sonde [1].

Puisque M. Lallemand, malgré son habitude et malgré toutes ses précautions, a plusieurs fois dépassé le col de la vessie sans le savoir, et a cautérisé le réservoir urinaire un même nombre de fois, on doit en conclure qu'il importe beaucoup d'user d'un moyen plus sûr pour mesurer rigoureusement la longueur de l'urètre. Celui que je propose est d'une application facile, et fera constamment éviter les erreurs [2].

[1] Op. cit. Deuxième partie, pages 386, 387, 402, 430, 431, et 436.

[2] Pour avoir la longueur de l'urètre sur les cadavres, on conseille d'enlever les pubis, sans toucher à la vessie ni à la verge, et surtout sans exercer aucune traction sur cette dernière. On ouvre ensuite la vessie derrière son col, de manière à pouvoir mettre le doigt sur l'orifice vésical de l'urètre. Plaçant alors la verge dans une position horizontale, on mesure le canal avec un instrument de précision.

Un procédé analogue a été proposé par M. Malgaigne. On introduit

J'ai fait construire, pour cette opération, une bougie pleine en argent, courbée comme les sondes ordinaires, cylindrique, ayant onze pouces de long (31 centimètres), trois lignes (7 millimètres) de diamètre, et flexible à son extrémité vésicale par une articulation ginglymoïdale dont on redresse ou on recourbe la portion coudée, ayant six lignes (12 millimètres), à l'aide d'une vis. Cette bougie est la copie, à la forme et aux dimensions près, de l'ingénieuse curette articulée dont M. Leroy d'Étiolles se sert pour extraire les calculs ou les fragments de calculs retenus dans l'urètre. Voici comment on procède avec cet instrument : j'introduis dans le canal, et je pousse jusqu'à la vessie l'*urétromètre* que je viens de décrire, absolument de la même manière qu'une algalie ordinaire. Quand j'ai la certitude d'être arrivé dans la poche urinaire, je tourne la vis pour rabattre la portion coudée de la bougie, et retire l'instrument à moi, qui est forcément arrêté par le col de la vessie. C'est alors que je répète la manœuvre indiquée par M. Lalle-

dans l'urètre une bougie flexible, ou tout autre corps mou; puis, en posant le doigt sur l'orifice vésical de ce canal, même sans enlever le pubis, et tenant de l'autre main l'instrument de mesure au niveau du méat urinaire, on obtient la longueur véritable de l'urètre, qu'on a d'ailleurs l'attention de ne point alonger ni refouler. Il faut toutefois tenir compte d'un raccornissement, d'un affaissement, qui ont souvent lieu par le fait de la mort.

Le moyen simple et exempt de douleurs que M. Civiale*, auquel nous avons emprunté les lignes de cette note, emploie sur le vivant pour mesurer l'urètre est absolument le même que celui de M. Lallemand.

* Traité pratique sur les maladies des organes génito-urinaires. Paris, 1837; pages 34, 35.

mand, et que je mets au niveau du gland le curseur dont l'urétromètre est pourvu, en ayant la précaution de laisser le pénis entièrement libre. L'espace compris alors entre le curseur et l'articulation ginglymoïdale de l'instrument, représente la longueur invariable de l'urètre.

Quand la vessie n'est pas habituellement vide, que son col se contracte, qu'il oppose une résistance normale à l'introduction de la sonde, et qu'il faut à la fois mesurer la longueur précise de l'urètre et vider la vessie avant de cautériser son col et la portion prostatique du canal, dans les inflammations chroniques du col de la vessie simulant des cystites, dans les blennorrhagies invétérées, dans les pertes séminales involontaires, dans certains cas d'impuissance, et dans les incontinences d'urine qui ont résisté à l'emploi des moyens conseillés en cas pareil; dans ces cas-là, dis-je, il y a de l'avantage à se servir d'un instrument que je fis construire, il y a quatre ans, par MM. Bataille, de Bordeaux, que je nomme *sonde porte-caustique*, et dont j'ai déjà fait l'heureuse application sur un bon nombre de malades.

Cet instrument est en argent, a la courbure et la longueur des sondes ordinaires, trois lignes, trois lignes et demie, et jusqu'à quatre lignes (6, 7 et 8 millimètres) de diamètre, suivant les cas, est divisé dans toute sa longueur, comme la sonde à double courant de Hales, par une cloison médiane, par une espèce de diaphragme séparant deux espaces libres et inégaux, l'un, plus petit, ayant un œil tout près du bec de cette sonde, du côté concave, et l'autre, plus grand, renfermant un porte-caustique ordinaire, ayant une cuvette de forte dimension qui est supportée soit par une tige flexible façonnée en spirale, soit par un mandrin dont la partie correspondante à la courbure de l'instrument consiste en une chaîne articulée semblable à celle du lithotriteur courbe ou forêt brisé de M. Pravaz. Afin que le nitrate d'argent ne soit pas dissous par l'urine, lorsque la sonde pénètre dans la vessie, et qu'on l'y laisse pour la vider, on lute l'extrémité du tube de façon à ce que sa réunion avec le bout olivaire du porte-caustique soit aussi oblitérée que possible. De plus, il faut recouvrir le nitrate d'argent d'une légère couche de cire, qui se fondra dès que ce caustique sera mis en rapport avec les surfaces muqueuses, mais qui le protégera très-efficacement et l'empêchera d'être dissous pendant tout le temps qu'on tiendra le porte-caustique fermé, bien qu'il demeure en contact avec l'urine, ainsi que j'ai pu le constater chaque fois que j'ai voulu m'assurer de ce fait important.

Avec cet instrument, et en se bornant à la manœuvre du cathéterisme ordinaire, on fait trois opérations en un seul temps : on mesure la longueur de l'urètre à la manière du professeur Lallemand; on vide la vessie et on cautérise soit le col de cet organe, soit la partie prostatique du canal, soit l'une et l'autre partie en même temps. A ces avantages, déjà très-grands, si je ne m'abuse, la sonde porte-caustique en réunit d'autres non moins précieux, et qui consistent en ce qu'on évite la réitération des douleurs et du violent spasme urétral que la plupart des malades éprouvent pour être sondés d'abord, cautérisés ensuite, ainsi que j'ai pu l'observer chez plusieurs de mes clients, et que M. Lallemand lui-même en cite des exemples[1]. Il y a plus, les malades sont cautérisés sans qu'ils s'en doutent, et alors seulement qu'ils croient n'être que sondés, ce qui est d'une haute importance pour les sujets nerveux et pusillanimes, sur lesquels le mot *cautérisation* produit une impression difficile à rendre, et même des lipothymies ou de véritables syncopes, à la vue seule du fatal instrument. Cette pusillanimité et cette constitution nerveuse, que je remarquai au commencement de 1837 sur un de mes clients dont M. Lallemand avait une seule fois (1836) cautérisé la portion prostatique de l'urètre pour des pertes séminales involontaires, me fit songer à faire faire mon instrument, instrument à l'aide duquel j'ai obtenu des guérisons dont je donnerai l'histoire ailleurs.

[1] Des pertes séminales involontaires : Paris, 1836. P. 110-133.

TUMÉFACTIONS CHRONIQUES DE LA PROSTATE

ET RÉTRÉCISSEMENTS SPASMODIQUES DE L'URÈTRE PRIS POUR DES RÉTRÉCISSEMENTS ORGANIQUES.

Observation première.

Urétrite aiguë et bubon se terminant par résolution; — dysurie; — rétrécissement spasmodique de l'urètre pris pour organique et fort inutilement cautérisé à Paris; — syphilis plus récente rapidement guérie; — rétrécissement spasmodique franchi; — hypertrophie considérable de la prostate; — commencement de traitement interrompu par un incident, et non continué.

M. X., âgé de trente-huit à quarante ans, d'un tempérament sanguin-bilieux, hémorrhoïdaire, de haute taille, brun, bien musclé, né à la Guadeloupe, avait toujours joui d'une bonne santé jusqu'en mars 1825, époque à laquelle, étant venu en France, il contracta une urétrite aiguë, accompagnée bientôt après d'un bubon du côté gauche, qui se termina par résolution. De retour à la Guadeloupe, et parfaitement guéri de son urétrite, ce ne fut qu'en 1828 que le malade éprouva quelques difficultés pour uriner. Depuis cette époque, des revers de fortune, joints à un état valétudinaire, lui firent perdre son énergie physique et morale.

Il revint en France dans le mois de janvier 1831, pour aller se faire soigner à Paris, par l'un des médecins qui s'occupent spécialement du traitement des maladies des voies génito-urinaires, d'une difficulté d'uriner qui le fatiguait beaucoup depuis trois ans, et qu'il crut souvent être due à la présence d'un calcul dans la vessie. Le médecin de Paris explora l'urètre et cautérisa huit à dix fois, mais sans succès, un rétrécissement siégeant à 136 millimètres du méat urinaire. Arrivé à Bordeaux en 1831, M. X. éprouva quelque soulagement et se borna à user des bains de siége, de lavements émollients, du régime, d'un exercice modéré, et de quelques autres moyens assez insignifiants.

Vers la fin de mai de la même année (1831), le malade contracta une syphilis pour le traitement de laquelle un de ses parents me l'adressa. Deux chancres siégeant sur le gland et sur le prépuce furent guéris en assez peu de temps.

Une bougie en gomme élastique, n° 6, introduite dans l'urètre, ne put aller au delà de 136 millimètres.—Bains de siége émollients; cataplasmes de farine de lin laudanisés, appliqués sur le périnée et autour de la verge.

Je fus très-surpris le lendemain, en voulant prendre l'empreinte du rétrécissement[1], d'arriver jusqu'au col de la vessie sans la moindre difficulté. Le malade me dit que pareil résultat n'avait jamais été obtenu, que son médecin de Paris avait constamment été arrêté à 136 millimètres du méat urinaire, et qu'il avait toujours cru devoir cautériser un obstacle évidemment réfractaire à la cautérisation. (Prescription des mêmes moyens.)

[1] Mes lecteurs voudront bien se reporter à l'époque dont je parle pour ne pas trouver certaines de mes manœuvres surannées.

Le lendemain de ce succès inespéré, je fis uriner M.X. devant moi. L'émission de l'urine eut lieu sans plus ni moins de difficulté que par le passé; ce liquide, très-coloré, d'une odeur ammoniacale prononcée, tenant en suspension quelques mucosités filantes, tombait perpendiculairement et sans jet de la verge, par un courant filiforme fréquemment suspendu pendant trois ou quatre secondes. Je notai que le malade ne pouvait donner, ni ces coups de piston répétés à l'aide desquels on achève ordinairement de vider la vessie, ni accélérer l'écoulement de l'urine par la contraction de l'urètre, aidé, dans cet acte, par les muscles bulbo-caverneux que plusieurs anatomistes ont nommés *accélérateurs de l'urine*.

Le cathéterisme du jour suivant, fait avec une sonde en argent de moyen calibre, fut encore incomplet, c'est-à-dire que je fus arrêté où je l'avais été la première fois, et où le chirurgien de Paris l'avait toujours été avant moi. Néanmoins, mon demi-succès de la veille m'ayant un peu éclairé sur ce que je devais penser de l'existence d'un rétrécissement, je laissai reposer le malade un quart d'heure, fis chauffer la sonde, l'enduisis d'un peu d'extrait de belladone, et l'huilai convenablement. Ces précautions étant prises, je poussai de nouveau et sans aucune difficulté jusqu'au col de la vessie, où je trouvai de la résistance. Introduisant alors l'indicateur gauche dans le rectum, je découvris une tuméfaction considérable de la prostate, que je considérai comme étant le seul obstacle qui s'opposait à la libre émission des urines. M'étant assuré que j'étais dans une bonne direction pour arriver dans la vessie, j'y fis pénétrer la sonde après quelques efforts non douloureux pour le malade. La poche urinaire, dont j'avais constaté la proéminence et la dureté, s'élevait toujours depuis un an à quatre ou cinq travers de doigt au-dessus de la symphyse des pubis, ne revint que fort peu sur elle-même, et conserva presque ses dimensions anormales, quoique je l'eusse vidée aussi complétement que faire se pouvait.

Je prescrivis l'application de douze sangsues à l'anus dans le double but de faire cesser une irritation hémorrhoïdaire qui s'ajoutait momentanément aux souffrances de M. X., et de me frayer la voie pour arriver facilement à placer quelques sangsues et à faire des frictions médicamenteuses sur la paroi antérieure du rectum, répondant à la tuméfaction de la prostate, en m'aidant, pour ces opérations, du *speculum ani* de M. Amussat. Les piqûres de ces douze annélides se transformèrent en de larges et douloureuses ulcérations, qui ne furent cicatrisées qu'au bout de deux mois.

Sur ces entrefaites, M. X. fut inopinément obligé de partir pour Philadelphie où des affaires urgentes l'appelaient, et où il succomba quelques mois après.

RÉFLEXIONS.

Un chirurgien distingué de Paris, dont le talent et l'habileté ne sauraient être mis en doute, constate jusqu'à dix fois l'existence d'un rétrécissement urétral, qu'il cautérise inutilement et qu'il n'a jamais pu franchir. Explorant l'urètre à mon tour, je suis deux fois arrêté à

136 millimètres du méat urinaire, et tiens pour démontré qu'il y a, sur ce point du canal, un rétrécissement dont les cautérisations n'ont pas pu triompher, mais que je traverse le lendemain sans la moindre difficulté. Des explorations répétées ont le même résultat, et je ne trouve d'obstacle réel qu'au col de la vessie.

Voici, ce me semble, l'explication la plus raisonnable de ce fait, qui est plus commun dans la pratique qu'on ne saurait le croire, et dont je possède un autre exemple remarquable, fort connu de feu le docteur Canihac, de Bordeaux, qui, ne pouvant pas se charger du traitement du malade, l'adressa à un confrère qui cautérisa l'urètre pendant deux mois, sans pouvoir pénétrer à plus de 54 millimètres par delà le méat urinaire [1]. Voici, disais-je, l'explication la plus raisonnable du fait : M. X., habitant ordinairement une région intertropicale où la chaleur est excessive ; d'ailleurs nerveux, souffrant, très-impressionnable, frileux comme le sont tous les colons, arrive à Paris au cœur de l'hiver avec de sinistres prévisions sur son état (il croit être calculeux), et se loge dans un hôtel garni où sa chambre est toujours froide,

[1] Le sieur Labat, maître de barque à Rions (arrondissement de Bordeaux), était porteur de plusieurs rétrécissements organiques fort anciens. Sa constitution nerveuse, les douleurs vives qu'il endurait depuis bien longtemps, sa pénible profession, et quelques autres circonstances, avaient fait que, à part les véritables rétrécissements, l'urètre était presque toujours dans un état de constriction spasmodique qui en avait imposé à notre confrère. Plus heureux que lui, j'ai pu guérir ce brave homme, et le faire voir à mes confrères de la Société médicale d'émulation, auxquels il raconta lui-même toutes les circonstances de son traitement, qui date de dix-huit ans.

malgré le feu qu'on y entretient. C'est sous l'empire de ces influences atmosphériques, morales et maladives, qu'on explore l'urètre, et qu'on cautérise l'un de ses points sans résultat aucun. Èvidemment, dans ce cas, le chirurgien de Paris s'est mépris sur la nature d'un rétrécissement qui était tout bonnement spasmodique ou dilatable, comme le disent les Anglais, et occasionné soit par le changement brusque de climat, soit par le froid humide de Paris, soit par l'état moral du malade, soit par la crainte, soit par les souffrances, soit par les cautérisations qui avaient toujours été très-douloureuses, soit par la sensibilité anormale très-vive de la membrane muqueuse de l'urètre dont les fibres musculaires sous-jacentes se contractaient convulsivement, soit par l'introduction de sondes ou d'instruments à une basse température ou mal huilés, soit enfin par plusieurs de ces causes réunies. Or, il est facile de comprendre, d'une part, comment le médecin traitant a pu se méprendre pendant tout le temps que M. X. est demeuré soumis à l'influence des mêmes causes durant son séjour à Paris, et comment j'ai pu, de l'autre, profitant, sans m'en douter alors, de la bienfaisante influence de la saison (juin et juillet), du climat (Bordeaux), et de quelque amélioration dans l'état moral du malade, ne rencontrer que deux fois le prétendu rétrécissement, et arriver sans aucune difficulté jusqu'au col de la vessie.

Du reste, M. X. n'en était pas encore arrivé à cette époque de la vie où la prostate se trouve souvent être hypertrophiée sans antécédents maladifs appréciables. Une ancienne urétrite, l'abus du coït, une irritation hémorrhoïdaire périodique, l'abus des excitants, et l'influence d'un climat très-chaud, étaient probablement les vraies causes de la tuméfaction prostatique et de ses conséquences. Mais il y avait plus chez ce malade : la vessie ne pouvant jamais se vider complétement, s'était dilatée peu à peu; ses fibres musculaires avaient perdu une grande partie de leur ressort, de leur faculté contractile. De cette façon, le réservoir de l'urine ne pouvant revenir qu'incomplétement sur lui-même, restait distendu, et eût été tout à fait paralysé un peu plus tard, si M. X. ne se fût empressé de remédier à l'engorgement de la prostate, méconnu par le chirurgien de Paris, ou si, du moins, il n'eût pris le soin de toujours vider la vessie avec une sonde.

Observation deuxième.

Plusieurs urétrites ;— difficultés d'uriner datant de sept ou huit ans ; — vingt cautérisations de l'urètre faites sans amélioratiou ; — constriction spasmodique de ce canal ; — symptômes d'un empoisonnement par l'opium ; — consultation écrite par l'un des plus célèbres chirurgiens de Paris ; — traitement inutile fait dans la salle des malades payants de l'Hôtel-Dieu de Bordeaux ; — deux chancres sur le gland ;— tuméfaction de la glande prostate ; — redressement de l'urètre et compression de cette glande ; — amélioration très-sensible dans l'émission des urines ; — douleurs rhumatismales ; — gastrite chronique ;— bon état des voies urinaires.

M. E., de la Martinique, âgé de trente-six ans, avait eu plusieurs urétrites, éprouvait des difficultés pour uriner depuis huit ans, et craignait d'avoir la pierre. Arrivé à Paris en août 1830, il alla consulter un des plus habiles chirurgiens de cette capitale, qui crut reconnaître un rétrécissement organique de l'urètre, siégeant à 150 millimètres du méat urinaire, quoique des sondes en gomme élastique d'un très-gros calibre, et à courbure fixe, pussent être portées jusque dans la vessie. Une vingtaine de cautérisations, faites dans le mois de septembre et dans les premiers jours d'octobre de la même année, n'amendèrent en rien la difficulté d'uriner de M. E. Ces cautérisations étaient à tel point douloureuses, que le malade fut bientôt pris d'une constriction spasmodique de l'urètre, qu'on voulut faire cesser en plaçant dans ce canal une bougie enduite probablement de cérat trop opiacé. M. E. éprouva presque tous les symptômes de l'empoisonnement par l'opium, et en fut fort dérangé pendant sept à huit jours. Quoi qu'il en fût, ce malade n'urinait pas mieux qu'avant la cautérisation, souffrait davantage de l'urètre, éprouvait de fréquents spasmes de ce canal, était sans force, sans vigueur et tout à fait découragé, quand des affaires l'obligèrent de venir à Bordeaux, muni d'une consultation du célèbre chirurgien de Paris, que je copie textuellement :

« L'absence complète de toute douleur, et la guérison radicale que désire M. E., disait ce très-habile confrère, devant être (maintenant que le canal a acquis son état de dilatation normale) le résultat d'une patience courageuse et persévérante, plutôt que la conséquence d'un traitement médicamenteux prolongé, je lui conseille de faire abstraction de tout traitement prétendu curatif, s'il veut arriver maintenant au but auquel il aspire. Il se contenterait, dans ce cas, d'introduire une ou deux fois, durant le voyage, une bougie recourbée, dont il fera usage seulement pendant une heure par jour, chaque soir en se couchant.

» A son arrivée, il prendra plusieurs bains entre lesquels il mettra un intervalle de deux jours; il continuera alors pendant huit jours consécutifs l'usage des bougies, dont il éloignera progressivement l'introduction, en les employant successivement après deux, trois, quatre, cinq, six, sept, huit jours, en continuant dans cet ordre ascendant, jusqu'à ce qu'il ait atteint un mois d'intervalle.

» Je lui conseillerai, en outre, comme mesure de précaution, de faire lui-même, chaque année, un petit traitement d'exploration, pour se prémunir contre les rétrécissements nouveaux qui pourraient se former.

» Enfin, j'ajouterai que, pendant un certain temps, M. E. sera dans la nécessité de suivre un régime doux et frugal, d'éviter conséquemment les excès de tout genre, et de mettre une extrême réserve dans l'acte vénérien.

» Tels sont les moyens propres à éviter la récidive de l'affection qui a fait l'objet de notre traitement.

» Paris, le 16 novembre 1830.

» Signé X.... »

M. E. étant très-souffrant et urinant avec beaucoup de difficulté, prit le parti d'entrer comme malade payant à l'Hôtel-Dieu Saint-André de Bordeaux, quelque temps après son arrivée dans cette ville. Le chirurgien en chef de cet hôpital, considérant la dysurie comme le résultat d'une inertie, comme une sorte de paralysie de la vessie, prescrivit quelques stimulants à l'intérieur et des injections toniques dans la poche urinaire, que le chirurgien chef interne de cette époque (1831) était chargé de faire avec une sonde métallique courbe. Les bains de siége, un régime convenable, et un exercice modéré, furent ajoutés à ces deux moyens, mais sans aucun bénéfice pour le malade, qui sortit de l'hôpital comme il y était entré, et qui demeura quatre ou cinq mois sans demander des conseils à qui que ce fût, considérant son infirmité comme étant au-dessus des ressources de l'art. Forcé de recourir à un médecin pour se faire traiter de deux chancres sur le gland, récemment contractés, il me fnt adressé. Ce traitement m'ayant fourni l'occasion d'observer M. E. de très-près, voici ce que je notai :

L'urine coulait presque toujours goutte à goutte, et ce n'était que bien rarement que quelques jets saccadés et inégaux dépassaient de quelques centimètres la pointe des pieds du malade. La constipation était opiniâtre; les efforts pour aller à la garde-robe considérables et souvent sans effet; le cathéterisme, qui n'avait pas été renouvelé depuis la sortie du malade de l'hôpital, était devenu impossible avec une sonde métallique courbe : je ne pouvais pénétrer dans la vessie qu'avec un instrument en gomme élastique, sans mandrin. Ne trouvant ni rétrécissement organique, ni constriction spasmodique de l'urètre, ni inflammation chronique du col de la vessie, simulant une cystite, je dus songer à une tuméfaction de la glande prostate, que l'introduction du doigt indicateur dans le rectum me fit reconnaître, quoiqu'on pût y arriver à peine, tant la portion moyenne hypertrophiée était haut placée.

Mais, en réfléchissant que cet engorgement de la prostate, jusque-là méconnu, datait de longtemps, et que cette glande avait acquis la dureté cartilagineuse ou squirrheuse, je craignais, avec juste raison, que les moyens ordinairement recommandés pour une période moins avancée de la maladie n'échouassent. Je conseillai néanmoins, dans une consultation écrite, que M. E. devait emporter, l'application d'un assez grand nombre de sangsues sur la paroi antérieure du rectum répondant à la prostate, des demi-bains, des demi-lavements, des cataplasmes émollients, des boissons gommeuses, des émulsions, la diète, des frictions mercurielles, des préparations d'iode, l'application d'un cautère à l'une des cuisses, et enfin l'usage des sondes en gomme élastique, sans mandrin, pour vider la vessie.

M. E., devant faire un voyage, se contenta de faire appliquer quinze sangsues à l'anus, qui occasionnèrent, comme chez le malade de l'observation précédente, de larges et de profondes ulcérations qui ne furent cicatrisées qu'après deux mois et demi de fortes douleurs.

Je perdis le malade de vue à cette époque, et le croyais depuis longtemps à la Martinique, lorsqu'il vint me demander de nouveaux conseils (mars 1834). Je lui proposai de recourir à un moyen imaginé par M. Leroy-d'Etiole, qui m'avait déjà réussi sur d'autres malades, et qui consistait à la fois dans le redressement de l'urètre et dans la compression de la prostate hypertrophiée. Il accepta. Je commençai dès le lendemain cette petite opération, qui durait vingt à vingt-cinq minutes, la continuai tous les deux jours avec un compresseur modifié, dont je me servis le 15 avril 1834 en présence de mes honorables confrères les docteurs Brulatour, Guérin et Fasileau. Cette manœuvre réussit, et je parvins à faire uriner M. E. infiniment mieux qu'il n'avait pu le faire depuis sept ou huit ans.

Ce malade est maintenant tourmenté par des douleurs rhumatismales, par une gastrite chronique réagissant sur le cerveau, et par d'incessants revers de fortune. M. le docteur Fasileau, ayant été appelé pendant une de mes absences pour voir M. E., a pu juger par lui-même du bon état des voies urinaires.

Je m'abstiendrai d'ajouter des réflexions aux faits que je viens d'exposer Le lecteur comprendra, je l'espère, les motifs de ma réserve.

Inflammation chronique du col de la vessie; — pertes séminales involontaires; — impuissance; — légère prostatite chronique; — gravelle d'acide urique; — cautérisations du col de la vessie; — guérison.

Le malade que M. le docteur Duportal, de Ruffec (Charente), eut l'obligeance de m'adresser le 12 avril 1839, se plaignait depuis quelque temps de fréquentes envies d'uriner, lorsqu'un autre médecin, explorant l'urètre, crut reconnaître un rétrécissement. M. Duportal lui-même, ayant été consulté plus tard, introduisît dans le canal une bougie flexible d'un très-petit calibre qu'il ne put faire pénétrer au delà de 135 millimètres (5 pouces). Cette exploration, répétée le lendemain, ayant donné les mêmes résultats, notre honorable confrère crut à l'existence d'un rétrécissement organique, prescrivit des bains de siége et l'introduction d'une bougie répétée trois fois par jour. Toutefois, le passage facile à travers l'urètre d'une sonde de Mayor n° 1, dissipa toutes ses incertitudes.

Dans cet état de choses, le médecin ordinaire de M. X... désira savoir si les envies fréquentes d'uriner étaient la conséquence d'un rétrécissement urétral ou d'une cystite chronique.

Le consultant, haut placé dans le monde, âgé de quarante-cinq ans, d'une bonne constitution, avait un excellent estomac, n'avait jamais eu de maladies vénériennes, avait usé, mais ne paraissait avoir abusé, ni des plaisirs de la table, ni du coït. Bien que je ne susse pas très-positivement l'époque à laquelle remontait l'indisposition dont il se plaignait, voici quel fut le résultat de mes explorations et de mes entretiens avec lui :

M. X... urinait très-souvent, sans efforts, sans douleur, par jets saccadés, en spirale, quelquefois bifurqués, mais sans pouvoir donner ce qu'on appelle vulgairement *des coups de piston*. Ses urines, claires, de couleur citrine, déposaient assez habituellement, au fond du vase de nuit, de la gravelle rouge (acide urique) impalpable. Du reste, l'émission de cette gravelle n'était accompagnée chez lui d'aucune de ces douleurs de reins dont se plaignent le plus ordinairement les porteurs de cette maladie.

Après cet examen des urines, j'introduisis une bougie à courbure fixe et d'un gros calibre dans l'urètre, la fis pénétrer sans difficulté jusqu'au col de la vessie, et ne pus constater nulle part l'existence de ces points indurés ou tuberculisés qu'une main exercée reconnaît à l'instant même dans un canal organiquement rétréci. Les obstacles qu'on avait rencontrés avant mes recherches n'étaient donc, comme le docteur Duportal l'avait d'ailleurs très-judicieusement constaté, qu'un spasme de l'urètre dépendant peut-être du contact des instruments, ou de toute autre cause inappréciable. Immédiatement après cette exploration, je parcourus facilement tout l'urètre avec une sonde courbe en argent de gros calibre, et ne fus arrêté qu'au col de la vessie, que je ne pus franchir qu'en pressant assez vigoureusement sur des tissus résistants et très-douloureux. Mes recherches dans la vessie ayant été sans résultat, je portai le doigt indicateur dans le rectum, et reconnus à droite et très-haut une légère tuméfaction de la prostate.

Immédiatement après cet examen, et sans prévenir le malade des doutes que je voulais éclaircir à l'instant même, j'introduisis le percuteur courbe d'Heurteloup dans la vessie, mais sans pouvoir faire jouer l'instrument, tant les parois de cet organe s'étaient violemment contractées sur lui. Je dus alors dire à M. X... que, bien que je ne crusse pas à l'existence d'un calcul, il serait cependant essentiel que je fisse une exploration méthodique le lendemain, afin de savoir positivement à quoi m'en tenir. Il y consentit.

Les urines furent un peu sanguinolentes dans la journée, les envies d'uriner plus fréquentes, et le malade éprouva un peu de pesanteur au périnée et au col de la vessie. (Bain domestique.) La nuit fut bonne. Le lendemain matin, 11 avril, j'allai voir M. X... pour m'assurer enfin si la vessie contenait ou ne contenait pas de calcul.

Tout en causant d'une asthénie de la verge et d'érections imparfaites sur lesquelles M. X... avait appelé mon attention la veille, il me raconta qu'il avait souvent des pertes séminales involontaires, qu'il avait à peine le temps de connaître une femme avant l'éjaculation, que l'urètre était habituellement humide, etc.

Le malade ayant absolument besoin de revenir chez lui, où des affaires très-importantes l'appelaient, force me fut de ne point explorer la vessie, parce qu'il pouvait arriver, qu'étant très-irritable, un long trajet fait rapidement en voiture occasionnerait peut-être une surexcitation du col de la vessie, et partant une rétention d'urine. Par ces motifs, j'ajournai ces recherches jusqu'à l'époque où il reviendrait à Bordeaux pour se soumettre à un traitement, quel qu'il fût.

En somme, M. X..., que je soumis de nouveau (15 juillet 1839) aux explorations les plus minutieuses, en présence et avec l'aide de M. le docteur Dupont fils, n'avait pas de rétrécissement urétral, puisque j'avais pu traverser ce canal et arriver dans la vessie avec des sondes du plus gros calibre; n'avait pas davantage de cystite chronique, puisque ses urines ne contenaient ni matières glaireuses, ni matières muqueuses, ni matières purulentes, et que la vessie, vierge de tout corps étranger, avait supporté *sans mot dire* une injection largement faite et la présence du brise-pierre Heurteloup. D'un autre côté, je pus constater sur nouveaux frais l'existence de l'inflammation chronique du col de la vessie, inflammation qui avait assurément provoqué les fréquentes envies d'uriner, la prostatite chronique, l'irritation chronique des conduits éjaculateurs, les spermatorrhées, et partant l'asthénie du pénis. De plus, je voyais toujours au fond du vase de nuit ce que j'y avais vu lors du premier voyage de M. X... à Bordeaux, à savoir, une assez grande quantité de gravelle rouge ou d'acide urique.

Je cautérisai le col de la vessie du malade les 10, 14 et 18 juin, c'est-à-dire à des distances beaucoup trop rapprochées, mais obligées par le peu de temps dont M. X... pouvait disposer. Ces cautérisations, faites en présence du docteur Dupont, furent parfaitement supportées, et je m'en promettais les plus heureux résultats quand le malade reçut l'ordre de partir dès le lendemain de la dernière cautérisation. Toutes mes représentations pour l'empêcher de voyager dans l'état où il était furent inutiles, et je dus me borner à lui recommander de faire son voyage à petites journées, tant j'en redoutais les conséquences.

Je reçus une première lettre d'Angoulême le 21 juin, et répondis immédiatement ce qui suit :

« Monsieur,

» Les deux rétentions d'urine que vous avez éprouvées pendant votre voyage par Blaye et par Saintes ne m'ont point surpris, et je les comprends à merveille sans faire intervenir un caillot sanguin arrêté au col de la vessie, comme le prétend l'un des médecins qui vous a donné des soins dans cette fâcheuse conjoncture.

» L'absolue nécessité dans laquelle vous étiez de ne faire qu'un très-court séjour à Bordeaux, m'a obligé d'enfreindre les règles prescrites pour des cautérisations que j'ai dû faire à des intervalles très-rapprochés. De pareilles manœuvres entraînent nécessairement après elles un peu d'irritation; mais cette irritation n'a et ne peut jamais avoir de conséquences fâcheuses quand on use des moyens propres à les prévenir.

» Dans votre position tout exceptionnelle, il a fallu tout brusquer, et force vous a été de séjourner assez longtemps dans une diligence, d'être cahoté, d'y avoir le siége toujours brûlant, toutes choses qui ont fait affluer le sang vers le bassin, à l'anus, aux organes génito-urinaires, etc., en même temps qu'elles ont occasionné un surcroît d'irritation du col vésical.

» Le médecin de Saintes vous a sondé, vous a soulagé à l'instant même : c'était assurément ce qu'il y avait de mieux à faire. M. le docteur Bénard, d'Angoulême, lui, en homme prudent et expérimenté, a préféré recourir à des moyens plus doux et que l'on conseille toujours avant d'en venir au cathéterisme chez les hommes irritables. Toutefois, dans l'occurrence où vous vous trouviez, il fallait vider la vessie sur-le-champ, parce que, chez vous comme chez beaucoup d'autres malades, le séjour de l'urine dans la vessie, les vains efforts qu'on fait pour uriner, les angoisses qu'on éprouve, et toute la série des phénomènes qui constituent cet état violent et fort douloureux, sont autant de causes qui ajoutent à l'irritation et aggravent la position des malades. Conséquemment, et vu vos antécédents, sonder était la règle, et ne pas vider la vessie l'exception.

» Vos deux rétentions d'urine n'ont et ne peuvent avoir rien d'inquiétant. Reposez-vous à Angoulême, demeurez presque constamment couché, prenez quelques bains, des boissons tempérantes, usez d'un régime très-doux, faites-vous sonder sans hésiter si vous étiez pris d'une nouvelle rétention d'urine, puis tout sera dit. Je compte d'ailleurs sur les bons effets des cautérisations, bien que je les croie un peu plus lents à se prononcer que si tout se fût passé sans orages. »

M. X..., fort inquiet de l'avenir et des quelques douleurs qu'il éprouvait encore, m'écrivit une seconde lettre d'Angoulême à laquelle je répondis le 26 juin dans les termes suivants :

« Monsieur,

» Je comprends toutes vos sollicitudes, je vous plains surtout d'avoir eu à supporter d'aussi rudes épreuves en voyage, mais je ne saurais concevoir la plus légère inquiétude sur les suites de votre accident.

» Avant de répondre à votre dernière lettre, permettez-moi de revenir sur les cautérisations faites en dix jours. Ces opérations occasionnent une irritation très-supportable du col de la vessie, mais sans incident aucun : c'est dire qu'elles n'ont provoqué, chez vous, ni des difficultés d'uriner, ni un spasme permanent de l'urètre, ni de la fièvre, ainsi que cela est pourtant arrivé sur une foule de malades habilement cautérisés, mais irritables. Bien qu'irritable vous-même, tout s'était on ne peut mieux passé pendant votre séjour à Bordeaux et à Blaye ; mais votre voyage en voiture est devenu la cause d'une surexcitation du col vésical qui a provoqué presque immédiatement une rétention d'urine. Vous saurez, du reste, qu'il arrive fréquemment aux personnes qui voyagent à cheval ou en voiture, et qui sont porteurs d'une maladie soit de la vessie, soit de son col, soit de la prostate, soit de l'urètre, vous saurez qu'il leur arrive assez souvent d'être prises d'une rétention d'urine, et cela pour des raisons exposées dans ma dernière lettre. Il y a quelques années que je constatai un fait de cette nature sur un malade auprès duquel je fus appelé en consultation par M. le docteur Broussouze. L'expérience vulgaire a d'ailleurs appris que la voiture *échauffe*, constipe, provoque des érections fatigantes, etc., etc.

» Après avoir lu fort attentivement votre dernière lettre et la note très-substantielle de M. le docteur Bénard, je me serais cru en mesure de vous donner les conseils que vous me demandez, si mon habile confrère d'Angoulême eût exploré la glande prostate, et m'eût écrit l'état dans lequel il l'avait trouvée. Cette glande était légèrement tuméfiée quand vous étiez à Bordeaux, mais il est fort possible qu'elle ait augmenté de volume par le fait même de vos deux rétentions d'urine, et partant qu'elle soit, elle, cette glande, un obstacle sérieux apporté à l'émission des urines.

» Par ces motifs et une foule d'autres considérations pratiques, je prends la liberté d'indiquer au docteur Bénard les explorations à faire, et les moyens à employer pour combattre votre état maladif.

» 1° On explorera la glande prostate par le rectum, et on s'assurera approximativement de son volume et de sa dureté.

» 2° M. Bénard et vous-même, Monsieur, vous aurez à vous éclairer l'un par l'autre sur le degré de la douleur que le col de la vessie a éprouvée chaque fois qu'on a été obligé d'introduire une sonde dans la vessie.

» 3° Le docteur Bénard voudra bien tenir compte de la résistance ou de la non résistance qu'il aura éprouvée en traversant le col vésical avec la sonde.

» Mon honorable confrère comprendra de reste l'importance que j'attache à ces sortes de renseignements, puisque, selon qu'il aura reconnu telles ou telles particularités maladives, il devra recourir à l'usage de tels ou tels moyens pour y remédier. En effet, si la prostate est tuméfiée, rénitente, très-certainement elle aura exhaussé le col vésical et sera devenue un obstacle matériel à l'émission des urines. Si, au contraire, cette glande n'a pas augmenté de volume, l'inflammation du col vésical sera évidemment la seule cause des accidents survenus, et c'est à combattre cette inflammation qu'il faudra s'attacher.

» Cela posé, je conseille l'usage des moyens suivants.

» 1° Boissons délayantes, demi-bains tempérés, quarts de lavements émollients, position horizontale permanente, et régime très-sévère jusqu'à nouvel ordre;

» 2° Si la prostate est tuméfiée et douloureuse au toucher, il faudra vider la vessie chaque fois que vous aurez besoin d'uriner. De plus, et afin, d'une part, de diminuer l'irritation de la vessie qui est la conséquence inévitable de toutes les difficultés d'uriner, et *à fortiori* des rétentions complètes d'urine, et, de l'autre, de rendre les urines moins âcres et moins excitantes, il faudra faire des injections émollientes et tièdes dans la vessie chaque fois que vous serez sondé;

» 3° Si la prostate est dans l'état normal et que le col de la vessie seul soit irrité, il faudra frictionner le périnée avec une pommade composée d'extrait de belladone et de jusquiame. Il sera bien aussi d'introduire deux fois par jour un peu de cette pommade dans le rectum.

» Comme il arrive assez souvent que les moyens les plus calmants pour la grande majorité des individus deviennent excitants pour d'autres, il faudrait renoncer à cette introduction si le malade en éprouvait de mauvais effets;

» 4° Il ne faut pas que vous soyez exposé à faire des efforts pour vider la vessie, car ces efforts seraient accompagnés des contractions violentes et répétées de cet organe, de la congestion sanguine de tout l'appareil génito-urinaire, de nouvelles irritations du col de la vessie, de tuméfaction de la prostate, et conséquemment de la prolongation de vos maux. A moins donc de contre-indications très-formelles, il faut que le docteur Bénard ait la complaisance de vous sonder chaque fois que vous aurez besoin d'uriner, ou tout au moins lorsque vous ne pourrez pas accomplir cet acte sans efforts. Il faudra, de plus, faire des injections dans la vessie pour éviter l'inconvénient signalé plus haut, à l'occasion du gonflement de la prostate.

» Dans tout état de choses, vous pouvez compter sur un rétablissement très-prochain en vous ménageant pendant quelques jours. Il y a plus : je suis très-persuadé que vous retirerez un bénéfice entier des cautérisations, quoi qu'il soit advenu. »

Dans l'intervalle de temps qui s'écoula du 26 juin au 4 juillet, M. X... éprouva une très-grande amélioration, qu'il s'empressa de m'annoncer, et qui me fut confirmée par la note de M. Bénard, que voici :

« Les urines coulent abondamment, librement et à peu près sans douleur; la prostate n'a rien présenté à l'examen qui indiquât un état pathologique, car il n'y a ni augmentatian de volume ni sensibilité insolite; l'émission des urines s'accomplit de manière à éloigner toute investigation du côté du col de la vessie. De ces diverses circonstances, il faut en tirer l'heureuse conséquence que ce qui est arrivé est uniquement dû à des causes passagères et tout à fait étrangères à un traitement méthodique suivi par les conseils de M. Cazenave.

D'après mon opinion, M. X... n'a besoin que d'un peu de régime pour arriver à une guérison parfaite.

» Je prie mon très-honoré confrère M. Cazenave d'agréer mes salutations respectueuses.

» Signé BÉNARD. »

Je répondis en ces termes :

« Vous allez mieux, infiniment mieux, Monsieur; Dieu soit loué! Puisque les urines traversaient librement le col de la vessie et l'urètre lorsque vous avez reçu ma lettre, vous avez très-bien fait de suivre les bons avis du docteur Bénard, et de ne rien faire de ce que j'avais cru devoir vous prescrire à tout événement. La variété du jet de vos urines, l'espèce d'écoulement que vous me signalez et les quelques douleurs que vous éprouvez encore ne sont que les conséquences de l'état de souffrance dans lequel vous vous êtes trouvé, et tout rentrera dans l'ordre au fur et à mesure que l'irritation s'apaisera. La prostate n'ayant heureusement pas augmenté de volume, et le col de la vessie étant revenu à l'état presque normal, je ne vois pas qu'il y ait matière à vous prescrire quelque chose de nouveau. Il sera bien seulement que, pendant douze ou quinze jours, vous ne vous fatiguiez pas trop, que vous ne restiez pas longtemps assis, que vous uriniez dès que vous en sentirez le besoin, que vous preniez des demi-bains gélatineux à jour passé, que vous mangiez peu, que vous n'usiez surtout que d'aliments légers, de facile digestion, et que vous continuiez l'usage des boissons tempérantes. »

Depuis cette époque (1er juillet 1839), M. X... alla de mieux en mieux, et finit par se trouver complétement débarrassé de tous les maux qu'il avait endurés. Néanmoins, toujours effrayé par l'idée qu'il pouvait avoir des rechutes, constamment obsédé surtout par la crainte de redevenir impuissant, il correspondit avec moi pendant cinq mois. J'avais enfin perdu mon malade de vue, lorsqu'il vint me voir dans les premiers jours d'août 1843. Sa santé était parfaite; il urinait librement, sans douleur, n'éprouvait pas la moindre irritation au col de la vessie, n'avait plus de spermatorrhées, et avait vu reparaître complètes *ses facultés génitales*, me dit-il.

LITHOTRITIE.

Opération de lithotritie faite en 1838 sur un médecin dont la vessie offrit des particularités d'anatomie pathologique fort remarquables.

> L'infaillibilité du diagnostic chirurgical ne saurait être proclamée que par des médecins sans expérience et sans érudition.

M. Ducos-Tursan, médecin à Podensac (Gironde), âgé de 75 ans, d'une constitution éminemment nerveuse, aimant la bonne chère, les vins blancs capiteux et les liqueurs fortes, eut une violente gastro-entérite dans les mois d'avril et mai 1825, dont il fut traité par des tisanes amères, des purgatifs répétés et des apozèmes préparés avec le quinquina. Les parents de notre confrère et notre confrère lui-même ne voyant aucune amélioration suivre l'usage prolongé de ces moyens, me firent appeler pour lui donner des soins concurremment avec notre ami commun M. Brumont[1]. Des applications réitérées de

[1] M. Brumont n'avait pas donné ces premiers soins.

sangsues à l'épigastre, des cataplasmes émollients placés à demeure sur la même région, des demi-bains, des demi-lavements, des boissons tempérantes et une diète sévère, produisirent de si bons et de si rapides effets, que la convalescence fut assurée après ce traitement énergique, bien que M. Ducos eût alors 62 ans. Ce médecin se rétablit complétement, reprit toutes ses habitudes, mais ne tarda pas à s'apercevoir qu'il était menacé de perdre la vue par la marche très-rapide de deux cataractes, en même temps que l'émission des urines devenait difficile et parfois douloureuse.

Les symptômes d'une gastrite chronique, dont M. Ducos était porteur depuis quelque temps, s'aggravèrent dans les mois d'août et de septembre 1835; la dysurie s'accrut et rendit l'exercice du cheval d'abord très-douloureux, puis impossible. Des écarts de régime ayant fait empirer cet état de choses, la gastrite chronique revint à l'état aigu, et produisit une espèce de révulsion favorable, en ce sens que les difficultés d'uriner disparurent pour se montrer de nouveau dès que l'état de l'estomac se fut amélioré.

Ce fut dans ces circonstances (11 octobre 1835), et alors que M. Ducos était très-souffrant, qu'il me fit appeler. Je le sondai en présence de mon vieil ami le docteur Brumont, de Podensac, et ne trouvai rien de particulier dans l'urètre, au col de la vessie, et dans la vessie elle-même, que j'explorai avec la plus minutieuse attention. La glande prostate, que nous explorâmes par le rectum, nous parut être aussi dans l'état normal. Ce cathéterisme soulagea beaucoup M. Ducos, dont l'estomac et les forces se rétablirent assez rapidement, grâce aux soins éclairés que lui donnèrent les docteurs Couderc et Brumont. Néanmoins, les difficultés d'uriner ayant revêtu un caractère tout spécial depuis ma dernière visite, j'allai revoir mon confrère, le trouvai à peu près rétabli et ne se plaignant que d'une strangurie qui revenait périodiquement tous les cinq jours, ne durait qu'une partie de la nuit, et cessait complétement pour reparaître à jour fixe. Du reste, les urines que M. Brumont et moi examinâmes étaient de couleur citrine et normale, et ne devenaient muqueuses et lactescentes que lors des crises périodiques de strangurie, crises que j'amendai beaucoup en donnant du sulfate de quinine en lavement.

Dans la première quinzaine du mois de mars 1838, je reçus une lettre de M. Ducos qui me priait d'aller le voir, souffrant horriblement de la vessie, me disait-il, et ne pouvant plus uriner qu'à l'aide des sondes. Ayant à m'absenter pour quelques jours, je ne pus me rendre auprès du malade que le 22 du même mois. Ce jour-là je le vis avec M. Brumont seulement, le trouvai très-souffrant, très-affaibli, ayant de fréquentes et de très-douloureuses envies d'uriner, étant obligé de vider sa vessie toutes les deux heures, et redoutant on ne peut plus que je trouvasse quelque chose de fâcheux et d'irrémédiable dans son état. Séance tenante, j'explorai la glande prostate par le rectum, et la trouvai légèrement tuméfiée; séance tenante aussi, et avec l'aide de M. Brumont, j'introduisis le brise-pierre à coulisse dans la vessie, et rencontrai à l'instant même un calcul que je saisis et ne fis qu'écorner un peu pour prouver à M. Ducos que la lithotritie était praticable et réussirait infailliblement. Ce mode de procéder et mon ton d'assurance le convainquirent et le rassurèrent tout à la fois. La première séance de broiement fut arrêtée pour le 26, et je prescrivis, en attendant, des demi-bains, l'application de cataplasmes émollients au périnée et à l'hypogastre, des quarts de lavements émollients et calmants, des boissons délayantes, et une alimentation féculente et lactée. Tout ayant été ainsi arrêté, j'engageai beaucoup M. Ducos à se faire transporter à Bordeaux pour que je pusse l'avoir constamment sous la main, mais surtout pour ne pas l'exposer à souffrir longtemps s'il survenait quelqu'un de ces incidents malheureusement assez communs pendant ou après les opérations de lithotritie. Les meilleures raisons et les pressantes sollicitations de ses amis n'ayant pas pu décider notre confrère à quitter Podensac, je dus compter sur l'habileté de mes confrères pour me remplacer au besoin.

Le malade eut de la fièvre, des douleurs de vessie, et rendit des urines un peu sanguinolentes la veille de la première séance.

26 mars. Première séance de lithotritie. Bien que je crusse pouvoir broyer le calcul ou les calculs contenus dans la vessie de M. Ducos, je prévins les médecins qui m'assistaient que je m'étais pourvu de tous les instruments nécessaires pour tailler le malade par le procédé que les circonstances exigeraient, s'il arrivait que je fusse empêché de *manœuvrer* convenablement le brise-pierre à coulisse. Je ne dissimulai pas non plus

à mes honorables confrères que ma tâche et la leur serait difficile, vu l'obligation dans laquelle nous nous trouverions d'évacuer artificiellement les détritus de calcul.

Le malade ayant été porté sur une table garnie de matelas et de coussins résistants, pour élever le siége, je fis une injection émolliente dans la vessie, introduisis le brise-pierre courbe à écran et à virole, si heureusement modifié par M. Charrière, saisis un calcul après trois ou quatre secondes de recherches, le fis déraper en rapprochant les mors de l'instrument, mais le ressaisis à l'instant même. La pierre résista d'abord à l'écrasement que j'opérai à l'aide de la vis et de l'écrou, puis céda aux seconde, troisième, quatrième, cinquième, sixième et septième pressions faites de la même manière, en produisant un bruit *éclatant* très-distinct. Ce calcul donnait dix-sept à dix-huit lignes (34 à 36 millimètres) de diamètre. Pendant ces manœuvres, qui durèrent cinq à six minutes, les envies d'uriner furent pressantes, douloureuses, et les contractions de la vessie tellement énergiques que l'injection fut chassée plusieurs fois, quoi qu'on fît pour s'y opposer, entre les parois de l'urètre et l'instrument. A dater de la fin de cette première séance, le malade éprouva un calme et un bien-être inaccoutumés, qui durèrent trois heures, trois heures après lesquelles il rendit, sans le secours de la sonde, des urines muqueuses légèrement teintes de sang, une certaine quantité de sable et quelques petits fragments de calcul.

Avant de quitter M. Ducos pour revenir à Bordeaux, je poussai deux injections dans la vessie avec la sonde évacuatrice de M. Leroy d'Étiolles, sonde à travers les yeux de laquelle passèrent des débris de pierre et une notable quantité de matières salino-terreuses. Je prescrivis, d'ailleurs, une potion calmante, des fomentations émollientes sur l'hypogastre et le périnée, un demi-bain, de l'eau de chiendent édulcorée, du lait coupé, un peu de bouillon de volaille, et priai mes confrères de répéter deux fois par jour les injections que je venais de faire avec la sonde évacuatrice que je leur laissai.

Les docteurs Faye (de Bordeaux), Brumont (de Podensac), Couderc (d'Arbanats), Darbon (de Preignac), Dubroca (de Barsac), Jardel (de Podensac), Levilain (de Cadillac), Moreau (de Cadillac), Moreau (de Podensac), MM. Ducau, notaire, et Mages, médecin vétérinaire, assistèrent à cette séance.

Du 26 au 29 mars l'opéré ne rendit que très-peu de détritus, parce que les confrères auxquels j'avais confié le soin de faire des injections avec la sonde évacuatrice, qui traversait l'urètre et arrivait dans la vessie avec la plus grande facilité, n'osèrent pas se servir de cet ingénieux instrument, et laissèrent M. Ducos se sonder lui-même toutes les fois qu'il eut besoin d'uriner. Du reste, il n'y eut que d'assez légères douleurs de vessie et pas de fièvre pendant les soixante-douze heures que je restai sans voir le malade.

29 mars. SECONDE SÉANCE. L'injection de la vessie étant faite, et le brise-pierre à coulisse, dont je m'étais déjà servi, ayant été introduit, je saisis le calcul, qui était fort dur, le pris, le lâchai et le repris douze fois de suite, tantôt par ses grands diamètres (36, 32, 30,

24 millimètres), et d'autres fois le lithomètre ne marquant que 8, 6, et même 4 millimètres. Cette séance fut belle et satisfit le malade, qui ne souffrit que de l'injection dans la vessie, et supporta parfaitement toutes les autres manœuvres. La sortie vigoureuse de l'injection entraîna quelques fragments du calcul morcelé, puis le calme fut complet pendant les trois heures et demie que je restai auprès de M. Ducos.

Je fis moi-même deux injections émollientes dans la vessie avec la sonde évacuatrice, par les yeux de laquelle passèrent des débris de pierre et quelques mucosités légèrement sanguinolentes.

Je prescrivis deux injections par jour, des demi-bains prolongés, des cataplasmes de farine de lin, et des onctions d'huile de jusquiame sur l'hypogastre, la même boisson, de l'hydrogale, et des bouillons de volaille.

Les docteurs Brumont, Couderc, Darbon, Dubroca et Jardel assistèrent à cette seconde séance, et MM. Levilain, Moreau (de Cadillac), Moreau (de Podensac), n'arrivèrent qu'après.

La nuit fut calme.

Deux de nos confrères ayant voulu vider la vessie dans la matinée du 30, firent des efforts infructueux pour y faire pénétrer une algalie, furent effrayés de ce non-succès, renoncèrent à sonder le malade et à faire des injections. M. Ducos, lui, souffrit beaucoup du canal et de l'anus, et soutint, ce qui n'était pas, qu'on avait fait une fausse route. M. Couderc, qu'on envoya chercher, pénétra dans la vessie avec une sonde en gomme élastique, et la vida, mais seulement à deux heures de l'après-midi. Le même médecin ayant voulu sonder le malade six heures après, fit des tentatives réitérées sans réussir, et prétendit avoir rencontré un obstacle insurmontable. Le malade étant effrayé de sa position m'envoya chercher dans la nuit : j'arrivai auprès de lui à une heure du matin, et le sondai immédiatement avec la plus grande facilité. Le calme fut complet pendant mes trois heures de séjour à Podensac.

Toute la journée du 31 mars et la nuit suivante furent orageuses; la vessie s'emplit; M. Ducos ne fut pas sondé, ne put pas se sonder lui-même, et n'urina que par regorgement pendant les vingt-huit heures que je demeurai sans le voir.

1er *Avril, neuf heures du matin*. Je trouvai M. Ducos anéanti, désespérant de son rétablissement, ayant la vessie énormément distendue, mais souffrant à peine depuis qu'il urinait par regorgement. Je le sondai de nouveau, vidai la vessie de l'urine bourbeuse et fétide qu'elle contenait, et en demeurai là pour ne pas le fatiguer. Les docteurs Moreau (de Cadillac), Moreau (de Podensac), Brumont, Jardel, Couderc, MM. Ducau et Gassies s'étant réunis à moi, je leur déclarai qu'il m'était impossible, vu l'état du malade, de procéder à une nouvelle séance de lithotritie, et les priai de m'aider à obtenir de M. Ducos qu'il se fît transporter à Bordeaux, où je le sonderais quand je le jugerais nécessaire, et où je serais continuellement en mesure de parer aux éventualités qui pourraient se présenter.

M. Ducos passa fort mal la nuit du 1er au 2 avril, n'urina pas du tout, pas même par regorgement; la vessie demeura distendue pendant vingt-trois heures, et ne fut vidée par M. Moreau (de Podensac) que le 2 avril, à huit heures du matin. Ce confrère ayant introduit la sonde dans la vessie, et ne voyant pas l'urine arriver, pensa, avec raison, que ce réservoir ne se contractait plus, et qu'il ne pourrait le débarrasser du liquide qu'il contenait qu'en faisant soulever le malade par des aides. Cet expédient réussit et donna la mesure du piteux état auquel le malheureux M. Ducos était réduit. Les forces manquèrent pour le voyage de Bordeaux, bien qu'on dût le faire faire sur la Garonne et dans une petite barque commodément disposée à cet effet.

J'attendais l'arrivée du calculeux à Bordeaux, lorsque je reçus l'invitation de me rendre sur-le-champ à Podensac, où j'arrivai le 2 avril dans l'après-midi. M. Ducos était très-faible, très-souffrant, et tout à fait découragé. Je le sondai immédiatement et ne pus vider la vessie, qui avait perdu toute sa contractilité, qu'en faisant élever fortement le bassin et le torse, afin que l'urine obéît aux lois de la pesanteur en passant par la sonde.

Le cas étant fort grave, ma tâche et ma responsabilité fort lourdes, et ne pouvant pas d'ailleurs abandonner mes affaires pour demeurer à Podensac, où ma présence était désormais indispensable pour procéder à de nouvelles séances de lithotritie, en supposant qu'elles fussent indiquées et praticables, je dus proposer à MM. Brumont, Couderc, Jardel, et Moreau (de Podensac), de tailler le malade dès que le moment de procéder à cette opération me paraîtrait opportun. M. Ducos ayant encore présente à l'esprit la fin terrible du chirurgien Ballix, son ami, qu'on avait opéré l'année avant, me dit énergiquement qu'il ne consentirait jamais à ce qu'on le torturât, et qu'on le laissât mourir en paix si on ne pouvait le débarrasser de la pierre qu'en lui faisant une opération dont il ne voulait pas entendre parler, quoi qu'il advînt.

Dans le but de relever le moral du malade, mais sans l'espoir de réussir, je pris le parti de procéder à un nouvel écrasement des calculs, et manœuvrai avec succès pendant sept à huit minutes, en présence et avec l'aide des médecins que je viens de nommer. Au grand étonnement des assistants et au mien, le contact de l'instrument réveilla les contractions de la vessie; l'injection que j'avais faite fut rendue par un jet fort et soutenu, avec beaucoup de sable et quatre fragments de calcul ayant la grosseur de pois ordinaires. Une seconde injection, faite deux heures après avec la sonde évacuatrice, n'amena que du sable.

La faiblesse fut extrême, la voix éteinte, et le pouls à peine perceptible, me dit-on, pendant toute la nuit du 2 au 3 avril; l'estomac seul allait bien et supportait parfaitement quelques prises de bouillon de volaille. J'arrivai chez M. Ducos le 3 avril, à cinq heures de l'après-midi, et notai les particularités suivantes : pouls ferme, régulier, non fébrile; peau souple et fraîche; langue pâle et large; goût très-prononcé pour les bouillons; estomac en très-bon état; douleurs vésicales à peine indiquées; abdomen souple. Le malade a recouvré des forces, se soulève sans aide, et a l'espoir d'être bientôt délivré de tous ses calculs. Le cathéterisme nous démontre, à MM. Brumont, Couderc, Jardel, Moreau (de Podensac), et à moi, que la vessie a repris presque en entier son ressort. Les urines contiennent beaucoup de sable.

Vermicelle très-léger au bouillon de volaille; tisane vineuse; lait coupé; fomentations émollientes sur l'abdomen et demi-lavements de la même nature.

Nuit du 3 au 4 avril bonne; cathéterisme facile; bien-être jusqu'à deux heures de l'après-midi. Alors seulement M. Moreau (de Podensac) rencontra un obstacle au col ou près du col de la vessie, qu'il ne put franchir, et m'écrivit pour que je me rendisse en toute hâte auprès du malade. Bien que je fusse parti en poste, je ne pus arriver à Podensac qu'à onze heures et demie du soir. Je trouvai M. Ducos abattu, très-souffrant et très-inquiet de sa position. Les envies d'uriner étaient fréquentes, l'hypogastre douloureux et tendu, le pouls misérable, les forces anéanties, la voix éteinte, et la face hippocratique. Le cathéterisme fut facile, mais la vessie ne se contractant plus, je ne pus la vider qu'en faisant soulever le malade par des aides.

Bientôt après cette opération tout changea d'aspect, et le pouls, les forces, le visage, revinrent à l'état proche normal; le changement en bien fut aussi rapide qu'étonnant, et M. Ducos espéra!

5 *Avril, sept heures du soir.* L'amélioration s'était soutenue. L'exploration de la vessie, que je fis avec le brise-pierre à coulisse, et en présence des docteurs Couderc et Moreau (de Podensac), ne me fit rencontrer aucun débris de calcul. Les urines étaient ammoniacales

et contenaient, comme toujours, beaucoup de matières sablonneuses. Du reste le malade fut calme et dormit pendant deux heures après cette exploration, qui le satisfit on ne peut plus.

Léger potage au vermicelle; eau vineuse; fomentations émollientes et calmantes sur l'hypogastre; injections de la même nature dans la vessie; demi-bain à l'eau de son et demi-lavement émollient toutes les vingt-quatre heures.

6 *Avril*. Cathéterisme facile, urines sanguinolentes et contenant beaucoup de sable, douleurs de vessie, état général se soutenant assez bien. Mêmes prescriptions, même régime.

7 *et* 8 *avril*. Fièvre, faiblesse extrême, douleurs vésicales incessantes; urines rougeâtres, putrilagineuses et répandant une odeur repoussante; paralysie complète de la vessie constatée par MM. Brumont, Jardel, Moreau (de Podensac), et par moi.

M. Ducos ayant succombé le 9 avril 1838, je l'ouvris le lendemain, dix-neuf heures après la mort, assisté des docteurs Brumont, Couderc, Moreau (de Cadillac), Moreau (de Podensac), et en présence de MM. Mages, médecin vétérinaire, Ducau, Gassies, et quelques autres amis du défunt.

Le procès-verbal de cette nécropsie fut dicté au clerc de M. Ducau, notaire, au fur et à mesure des dissections.

Avant de procéder à l'ouverture du cadavre, j'injectai une assez grande quantité d'eau dans la vessie, l'explorai très-soigneusement avec le brise-pierre à coulisse, et n'y pus découvrir aucun fragment de calcul.

Habitude extérieure. Demi-marasme, raideur cadavérique très-prononcée.

Tête. Non ouverte.

Poitrine et abdomen. Rien de particulier.

Organes génito-urinaires. Reins et uretères à l'état normal; vessie non hypertrophiée, ayant sa membrane muqueuse d'un rouge noir ou bleuâtre, sans altération de texture, membrane sous laquelle je remarquai seulement deux petits faisceaux musculaires très-minces. Au premier aspect cette poche me parut et parut à mes confrères n'avoir pas de bas-fond. Ce fut dans la partie la plus déclive que nous trouvâmes une cuillerée à bouche environ de débris de calculs réduits en un sable ténu, et conséquemment insaisissable. La glande prostate ne proéminait point dans la vessie, mais une cloison, un vrai diaphragme de couleur brune et de consistance semi-cartilagineuse, séparait très-exactement la vessie proprement dite de son bas-fond, et ne laissait de communication entre ces deux portions du réservoir urinaire que par une très-petite ouverture transversale, située tout à fait en arrière et répondant au sacrum.

L'incision cruciale de ce diaphragme me permit de découvrir les quinze calculs dont je parlerai plus bas, et de noter le blanc nacré et les dimensions anormales du bas-fond de la vessie. Nous constatâmes d'ailleurs une concavité exagérée du sacrum, l'incurvation très-prononcée du rectum, et une très-forte courbure sacro-lombaire qu'on avait remarquée du vivant de M. Ducos. Le col vésical et tout l'urètre étaient légèrement phlogosés, la prostate squirrheuse, lardacée, ayant le volume d'un œuf de poule, et n'empiétant qu'à peine sur la paroi antérieure du rectum.

Les quinze calculs trouvés dans le bas-fond de la vessie étaient des tétraèdres à angles obtus, remplissaient très-exactement la spacieuse cavité qui les recélait, semblaient y avoir été placés avec art, comme à dessein, et avaient chacun un peu plus de la grosseur d'une amande de noisette. Du reste, tous ces calculs étaient d'un blanc grisâtre, de la couleur du mastic de vitrier à l'extérieur, et d'autant plus jaunes à l'intérieur qu'on se rapprochait davantage de leur centre, où l'on découvrait un petit noyau sphérique ayant la grosseur d'une tête d'épingle.

Les différences physiques et bien tranchées qui existaient entre l'intérieur des calculs et leur circonférence, formant comme une enveloppe terreuse, comme une sorte de coque enveloppant son fruit, engagèrent M. Fauré, le chimiste, auquel j'en remis quelques-uns, à examiner séparément ces deux parties. En conséquence, il soumit la matière jaune et la matière blanche à des analyses séparées dont voici les résultats :

Une portion de la matière jaune ou intérieure des calculs fut successivement traitée par l'éther, l'alcool, l'eau distillée, la potasse caustique, l'acide azotique, etc., etc., et M. Fauré n'y trouva que de l'acide urique auquel étaient mêlés un peu de matière grasse, du mucus vésical et une matière colorante ayant de l'analogie avec celle de la bile.

Une autre partie de cette matière jaune ayant été soumise à l'action du chalumeau, se charbonna en répandant une odeur animale, brûla avec accroissement d'intensité, et se volatilisa en ne laissant pour résidu que des traces de cendres très-alcalines.

L'enveloppe terreuse des calculs ayant également été traitée par l'éther, l'alcool, l'eau distillée, la potasse caustique, puis par l'acide hydro-chlorique, le carbonate d'ammoniaque, l'ammoniaque caustique, etc., M. Fauré obtint de la matière grasse, du mucus vésical, de l'acide urique, du phosphate calcique, du phosphate ammoniaco-magnésique et de l'oxalate calcique.

L'analyse au chalumeau corrobora cette première opération, et l'enveloppe terreuse des calculs, soumise à ce moyen d'investigation, noircit d'abord, puis, en continuant le feu, la matière animale brûla en répandant une odeur empyreumatique, et il resta un résidu blanc, insoluble dans l'eau, se dissolvant avec une faible *effervescence* dans l'acide hydro-chlorique *(Carbonate provenant de la décomposition de l'oxalate par le feu).*

Donc la partie intérieure des calculs était composée

D'acide urique..............................	89 50
De matière colorante......................	5 75
De mucus vésical..........................	4
De phosphate terreux......................	des traces.
Perte..	0 75
	100 00

Donc l'enveloppe de ces calculs était formée

De phosphate calcique......................	66 25
De phosphate ammoniaco-magnésique..	19 50
A reporter......	85 75

Report.....	85 75
D'oxalate calcique........................	8 75
D'acide urique..........................	1 25
De mucus vésical...	2 25
Perte...................................	2
	100 00

L'analyse des fragments de calcul réduits en sable ténu, et que j'avais trouvés dans la vessie, donna les mêmes résultats.

RÉFLEXIONS.

Dans le nombre des faits que je viens de raconter avec un certain luxe de détails, il en est qui sont si curieux et d'une telle étrangeté, que j'éprouve le besoin de mettre leur signification pratique en lumière, et de hasarder, à leur occasion, des réflexions que l'importance et la difficulté du sujet me semblent devoir faire accueillir avec quelque indulgence.

En somme, les antécédents maladifs de M. Ducos, les séances de lithotritie, les incidents nombreux qui précédèrent ou suivirent ces séances, les fautes commises, mes erreurs de diagnostic assurément fort excusables, l'anatomie pathologique si remarquable des organes génito-urinaires, l'arrangement des calculs, l'impossibilité de constater leur existence et d'arriver jusqu'à eux avec les instruments de lithotritie connus jusqu'à ce jour, tout cela offre beaucoup d'intérêt, ce me semble, et ne saurait être négligé sans dommage pour l'humanité, pour la science, et pour l'expérience des chirurgiens lithotritistes auxquels il reste encore beaucoup à faire, ne serait-ce que touchant la question de savoir, et quand il faudra *tailler*, et quand il faudra *lithotritier*, question cardinale, litigieuse, et qui est restée un problème à plusieurs inconnu, n'en déplaise aux hommes habiles et fort compétents qui ont tout récemment encore essayé de le résoudre.

M. Ducos, bien qu'y voyant à peine, et bien qu'une dysurie habituelle le tourmentât et l'eût obligé de renoncer à l'exercice du cheval et à celui de notre profession dès le mois d'août 1835, malgré cela, dis-je, et ses soixante-douze ans, notre confrère n'en commit pas moins de nouveaux écarts de régime. La dysurie s'étant aggravée, M. Brumont et moi le sondâmes, examinâmes ses urines, explorâmes soigneusement la vessie et la prostate, tout cela en pure perte et sans pouvoir découvrir la cause qui provoquait les difficultés et les fréquentes envies d'uriner dont nous fûmes les témoins. L'urètre tout entier était large et facile à traverser avec des instruments d'un fort calibre; on franchissait la portion prostatique de ce canal sans difficulté aucune, et sans être obligé de recourir à des sondes ayant une forte courbure; les urines étaient de couleur citrine et normale; M. Ducos n'avait jamais eu le plus léger symptôme de gravelle, et nous ne pûmes enfin reconnaître, malgré les recherches les plus exactes, l'existence d'une inflammation chronique du col de la vessie, qu'on confondait si souvent avec la cystite chronique avant les beaux travaux du professeur Lallemand sur les maladies des organes génito-urinaires. Mais ces recherches et ces explorations n'étaient pas très-concluantes dans l'espèce, je dois le confesser, car la vessie pouvait contenir un ou plusieurs calculs, la prostate être hypertrophiée, la vessie elle-même être malade d'une certaine façon, sans que ni la sonde ni le toucher rectal pussent me porter à dire : la cause ou les causes de l'état maladif de M. Ducos sont telle ou telles, le mal est là, tout vient de là, etc. Un diagnostic positif étant donc impossible à l'aide de mes moyens incomplets d'exploration, je ne pus donner que des avis fort insignifiants à M. Ducos, qui souffrit près de trois ans sans mot dire, ne me fit appeler de nouveau qu'au mois de mars 1838, et seulement alors que la prostate était évidemment hypertrophiée, qu'il était porteur d'un calcul vésical, qu'il ne pouvait plus uriner qu'à l'aide des sondes, que ses douleurs de vessie étaient devenues intolérables, et que sa santé générale avait reçu de graves atteintes.

J'ai déjà dit qu'avant de procéder à la nécropsie, j'avais soigneusement exploré la vessie avec le brise-pierre à coulisse, sans pouvoir découvrir un seul fragment de calcul; le fait est que je ne trouvai, la vessie étant ouverte, qu'une cuillerée à bouche environ de débris de calcul réduits en un sable ténu.

Bien que les parois vésicales se fussent énergiquement et très-souvent appliquées sur tous les points du calcul assez volumineux qu'elles embrassaient, qu'elles fussent devenues très-irritables, et qu'elles eussent parfois supporté assez difficilement les injections faites avant chaque séance de lithotritie, il n'en est pas moins vrai que nous ne les trouvâmes ni plus épaisses ni plus minces que dans l'état normal, et qu'elles avaient conservé, à peu de chose près, leur souplesse et leur dilatabilité ordinaires.

Cette circonstance nous avait heureusement servi pour l'opération du broiement, car, ainsi que le dit quelque part M. Leroy-d'Étiolles, et que la pratique la plus vulgaire l'enseigne aux chirurgiens lithotritistes, mieux vaut une grosse pierre dans une vessie ample et distensible, qu'une pierre moyenne dans une vessie excessivement irritable et contractile. Quant à la couleur rouge et noire ou bleuâtre de la membrane muqueuse, sans altération de texture, elle était bornée à une portion de sa surface la plus voisine du col, était la conséquence évidente d'une inflammation chronique entretenue par la présence du calcul, inflammation qui avait existé, par une assez rare exception, sans accroissement et sans modification de la sécrétion muqueuse, sans ce qu'on appelle le catarrhe vésical.

La cloison qui séparait très-exactement la vessie proprement dite de son bas-fond, était-elle un prolongement, une dépendance de la prostate? et la déformation de cette glande avait-elle précédé le développement *peut-être* congénital de ce diaphragme semi-cartilagineux d'une nouvelle espèce, et sans analogue dans les annales de la science, si je dois m'en rapporter aux nombreuses recherches que j'ai faites à ce sujet?

Une dissection très-soignée de la prostate et de la cloison me fit reconnaître, d'un côté, que cette dernière était séparée de la glande, en était absolument indépendante, et, de l'autre, qu'elle était confondue, ne faisait qu'un avec les tissus formant la circonférence de l'entrée du bas-fond de la vessie, si ce n'est en arrière où l'on voyait une ouverture transversale de 10 millimètres de long et de 4 millimètres de large établir une communication entre la vessie et ce réservoir *immobile* des calculs.

Mais voyons ce que donnent les faits quant aux déformations de la prostate, qui sont tantôt partielles et tantôt générales.

La portion transversale de cette glande, qu'Everard Home a très-improprement appelée lobe moyen, acquiert souvent un volume considérable chez les vieillards, peut revêtir différentes formes, et donne lieu, quand elle se développe sur un seul point, à des tumeurs plus ou moins volumineuses, pédiculées ou à large base, quelquefois multiples, et obstruant l'orifice postérieur de l'urètre à la manière d'une soupape. Bonnet, Morgagni, Bartholin, Chopart, E. Home, J.-L. Petit, Wichmann, Hunter, Shaw, Lloyd, MM. Amussat, Ciriale, Cruveilhier, Lallemand, Leroy d'Étiolles, Ségalas, Tanchou et beaucoup d'autres praticiens, citent des faits nombreux de cette espèce. J'en possède moi-même plusieurs fort remarquables que j'ai consignés dans un travail inédit couronné en 1834 par la Société royale de médecine de Bordeaux. Hé bien! l'étude et l'appréciation rigoureuse de ces faits démontrent qu'ils n'ont rien de commun et pas la moindre analogie avec le diaphragme vésical que j'ai trouvé sur M. Ducos.

Passons maintenant à l'hypertrophie des portions latérales de la prostate. Quand cette hypertrophie est générale, l'accroissement se fait en tous sens, les deux lobes latéraux y participent également, et c'était là le cas de M. Ducos. La tuméfaction partielle existe tantôt sur les parties les plus élevées des lobes latéraux, et forme, dans la vessie, des tumeurs pédiculées à large base, comme celle de la portion transversale. D'autres fois, et c'est le cas le plus ordinaire, elle occupe les parties les plus centrales d'un lobe, se présente sous la forme d'une tumeur à base large, faisant saillie dans la portion de l'urètre qui lui correspond, et le déjetant du côté opposé[1]. Ici encore l'étude des tuméfactions des portions latérales de la prostate démontre positivement que la cloison séparant la vessie de son bas-fond n'a rien de commun avec les faits de prostatite chronique connus jusqu'ici.

Quant à la tuméfaction de la prostate elle-même, chez M. Ducos, l'âge avancé du malade, la présence d'un gros calcul dans la vessie et son contact à peu près permanent avec le col de cet organe, les besoins fréquents d'uriner, les contractions répétées de la vessie pour y satisfaire, le cathéterisme renouvelé douze à quinze fois par vingt-quatre heures, une constipation habituelle, toutes ces particularités furent autant de causes qui durent provoquer cette hypertrophie des portions

[1] Auguste Mercier. ESSAI SUR UN NOUVEAU MOYEN DE DIAGNOSTIQUER D'UNE MANIÈRE CERTAINE LES DIVERSES DÉFORMATIONS DE LA PROSTATE, CONSIDÉRÉES COMME CAUSES ORDINAIRES DE RÉTENTION ET D'INCONTINENCE D'URINE CHEZ LES VIEILLARDS. (ARCHIVES GÉNÉRALES DE MÉDECINE, tome V, page 209; 1839.)

latérales de la prostate seulement, que mes confrères et moi nous trouvâmes squirrheuses, lardacées, ayant le volume d'un œuf de poule, ne proéminant point dans la vessie, n'empiétant qu'assez faiblement sur la paroi antérieure du rectum, n'ayant aucune connexion avec le diaphragme vésical que j'ai décrit un peu plus haut, aplatissant d'un côté à l'autre les parois élargies de la portion prostatique de l'urètre, et formant ainsi un obstacle matériel à l'émission des urines.

J'avouerai que l'altération anatomique de la vessie, que mes confrères et moi nous avions sous les yeux, me donna d'abord l'idée des *calculs encaissés* sur lesquels M. Amussat, un des premiers, a fixé l'attention, et sur lesquels aussi le docteur Bouchacourt a publié un excellent travail dans les *Archives générales de médecine*, numéro d'avril 1839. Mais comme cette disposition est caractérisée par la présence constante d'une dépression plus ou moins large et toujours profonde vers le bas-fond vésical et derrière la prostate, et que cette dépression est ordinairement plus évasée à son fond qu'à sa partie supérieure, qui présente presque toujours un rétrécissement apparent, même à l'extérieur, je revins bientôt de mon erreur, et me rappelai que les cas de *calculs encaissés* rapportés par Ledran, Delpech, MM. Civiale, Leroy d'Étiolles, Ségalas et quelques autres, étaient tout différents de celui dont je parle, bien que les quinze calculs dont M. Ducos était porteur fussent véritablement *encaissés*, ou plutôt renfermés dans une cavité spacieuse, sur les particularités anatomiques si remarquables de laquelle je ne reviendrai pas. Somme toute, cette particularité ne ressemblait pas du tout aux vessies bilobées et à cellules.

Bien que je dusse peut-être ajouter à ces réflexions et parler des calculs du bas-fond de la vessie, de leur arrangement, de leur immobilité, de l'impossibilité matérielle dans laquelle on était de les découvrir, chez M. Ducos, à l'aide de tous les moyens d'exploration connus jusqu'à ce jour, je n'abuserai pas plus longtemps des moments de mes lecteurs, leur ferai grâce de mes commentaires sur tous les incidents qui survinrent dans cette malheureuse opération de lithotritie, et leur laisserai le soin de décider si ce que j'ai fait devait l'être, et si la leçon que j'ai reçue pourra profiter à d'autres et les faire se tenir sur leurs gardes !

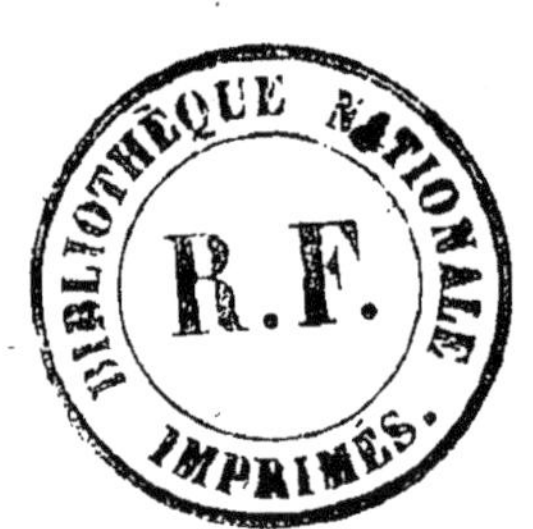

www.ingramcontent.com/pod-product-compliance
Ingram Content Group UK Ltd.
Pitfield, Milton Keynes, MK11 3LW, UK
UKHW020328250726
13967UKWH00004B/1913

9 782012 977631